Lo Yoga per Tutti
Le 42 Posizioni Fondamentali dello Yoga

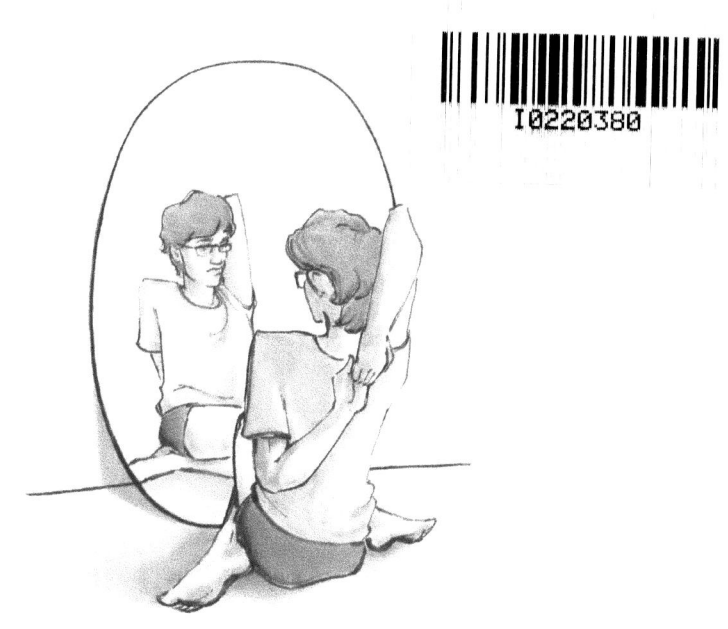

Prima edizione 2022
Pubblicato da Alimentanima Books, Canberra, Australia

Tutte le immagini sono di proprietà dell'artista Lisa Canogar e non possono essere copiate o conservate senza il permesso scritto dell'illustratrice.
Copyright © Alimentanima Books 2021

ISBN: 978-0-6450732-7-0

A cura di: Nitya Dambiec
Illustrato da: Lisa Canogar
Traduzione: Gabriella Re

Tutti i diritti riservati. Nessuna parte di questa pubblicazione può essere riprodotta, trasmessa o conservata in un sistema di archiviazione, in qualsiasi forma o modo, senza il permesso scritto dell'editore.

Lo Yoga per Tutti

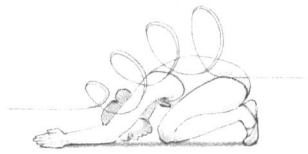

Illustrato da: Lisa Canogar
A cura di: Nitya Dambiec

Sommario

Pagina. 1- PREMESSA

1. *Yogásana* (Posizione dello Yogi)
2. *Ardhakurmakásana* (Posizione della Mezza Tartaruga)
3. *Bhújauṇgásana* (Posizione del Cobra)
4. *Padahastásana* (Posizione Braccio-Gamba)
5. *Karmásana* (Posizione dell'Azione)
6. *Sarváuṇgásana* (Posizione sulle Spalle)
7. *Úrdhvapadmásana* (Posizione del Loto Capovolto)
8a. *Matsyamudrá* (Posizione del Pesce 1)
8b. *Matsyásana* (Posizione del Pesce 2)
9. *Naokásana* (Posizione della Barca)
10. *Utkata Paschimottánásana* (Posizione del Sollevamento della Schiena)
11. *Gomukhásana* (Posizione della Testa di Mucca)
12. *Bhastrikásana* (Posizione a Soffietto)
13. *Mayúrásana* (Posizione del Pavone)
14. *Matsyendrásana* (Posizione dello Yogi Matsyendra)
15. *Cakrásana* (Posizione della Ruota)
16. *Garudásana* (Posizione dell'Aquila)
17. *Tuládaṅdásana* (Posizione dell'Equilibrio)
18. *Sahaja Utkatásana* (Posizione Semplice della Sedia)
19. *Jatila Utkatásana* (Posizione Difficile della Sedia)
20. *Dvisamakoṅásana* (Posizione del Doppio Angolo Retto)
21. *Parvatásana* (Posizione della Montagna)
22. *Shivásana* (Posizione di Shiva)

23. *Ardhashivásana* (Posizione Metà Shiva)
24. *Tejásana* (Posizione dell'Energia)
25. *Jiṉánásana* (Posizione della Conoscenza)
26. *Bhávásana* (Posizione della Contemplazione)
27. *Shasháuṅgásana* (Posizione della Lepre)
28. *Jánushiirásana* (Posizione Testa-Ginocchio)
29. *Siddhásana* (Posizione dell'Illuminazione)
30. *Padmásana* (Posizione del Loto)
31. *Baddha Padmásana* (Posizione del Loto Legato)
32. *Vajrásana* (Posizione del Fulmine)
33. *Utkata Vajrásana* (Posizione Difficile del Fulmine)
34. *Shalabhásana* (Posizione della Locusta)
35. *Uśtrásana* (Posizione del Cammello)
36. *Kukkutásana* (Posizione del Gallo)
37. *Viirásana* (Posizione dell'Eroe)
38. *Kúrmakásana* (Posizione della Tartaruga)
39. *Granthimuktásana* (Posizione dello Scioglimento del Nodo)
40. *Maṅdukásana* (Posizione della Rana)
41. *Utkata Kúrmakásana* (Posizione Difficile della Tartaruga)
42. *Shavásana* (Posizione del Rilassamento)

Pagina 91- KAOSHIKII
Pagina 93- MODELLO DI UN PROGRAMMA EFFICACE DI YOGA
Pagina 95- LA DIETA SATTVIC

Premessa

Questo libro, contenente illustrazioni e istruzioni relative a quarantadue posizioni fondamentali dello yoga, dette anche *"asana"*, ha lo scopo di essere un riferimento per studenti, praticanti e anche insegnanti. Le posizioni fanno parte del sistema yoga Ananda Marga e nascono per essere integrate nella pratica regolare e, preferibilmente, quotidiana dello yoga. Possono essere anche praticate durante le classi di yoga. Ogni illustrazione è accompagnata da istruzioni su come eseguire correttamente la posizione, ed è presente anche un riassunto sui suoi benefici. Varianti e adattamenti non sono inclusi, ma chiunque, con una conoscenza base dello yoga o dello stretching, può facilmente immaginare e creare delle varianti delle posizioni originali, in base alla capacità fisica del proprio allievo. Le posizioni dovrebbero essere eseguite step by step, senza eccessiva forza, e bisognerebbe ricordare che è più importante sentirsi a proprio agio piuttosto che eseguirla correttamente, la prima volta che la si fa.

In generale, si raccomanda di praticare le asana sotto la guida di un insegnante qualificato. Il sistema di asana Ananda Marga è un sistema personalizzato di asana, che prevede una combinazione specifica di posizioni selezionate per il praticante, in base alle sue specifiche condizioni fisiche ed emotive. Il massimo beneficio si ottiene con la ripetizione regolare di poche specifiche posizioni, piuttosto che mescolando e cambiando molte posizioni diverse. I benefici ottenuti dalla lettura di questo libro riguardano sfere generali, per comuni problemi fisici ed emotivi. Non sono inclusi benefici e combinazioni terapeutiche più specifiche in quanto esse richiedono la conoscenza e l'esperienza di un terapeuta. Le informazioni date dovrebbero, tuttavia, essere sufficienti per permettere a chiunque di intraprendere la pratica base dello yoga, anche quando non sono disponibili indicazioni personalizzate.

Oltre ad essere un utile riferimento alle asana yoga, questo libro ha anche un altro scopo. Ci auguriamo che esprima parte dello spirito dello yoga, come parte della conoscenza complessiva, bagaglio dell'umanità, che dovrebbe essere disponibile su base non commerciale, per il benessere di tutti. Molti ringraziamenti vanno all'illustratrice Lisa Canogar, che ha reso questo libro un'opera d'arte unica che riflette il concetto di "unità nella diversità", che era la visione di P. R. Sarkar, lo spiritualista e umanista fondatore di questa particolare scuola di yoga, in cui le posizioni fisiche svolgono una piccola ma importante parte. Ci auguriamo che le illustrazioni riflettano questa idea: uno yoga che è per le persone di ogni estrazione sociale, età, interessi, genere e cultura, per la persona che cerca, oltre alla salute fisica e all'equilibrio emozionale, anche una comprensione profonda della nostra umanità condivisa.

Linee Guida per una Pratica Yoga di Successo

Le asana yoga, oltre a mantenere la flessibilità dei muscoli e delle articolazioni, sono ideate come aiuto nel funzionamento bilanciato dei sistemi linfatico, nervoso ed endocrino e, di conseguenza, per la salute degli organi digestivo e riproduttivo, come anche delle emozioni. Per fare in modo di ricevere tutti questi benefici, è consigliabile praticare le asana seguendo un programma specifico: ripetere le posizioni per un certo numero di volte, mantenendole per un determinato lasso di tempo, con la respirazione corretta.

Quando si praticano le asana, molti muscoli, dei quali non siamo normalmente consapevoli, vengono allungati e rafforzati. Importanza particolare è data alla colonna vertebrale e alle articolazioni. I movimenti, allo stesso tempo delicati e decisi, mai forzati, stimolano la circolazione e il flusso linfatico. Il sistema linfatico, a differenza di quello circolatorio, non possiede un proprio sistema di pompaggio e dipende da altri movimenti del corpo per circolare. Le asana, attraverso la ripetizione insieme alla respirazione, sono pensate soprattutto per stimolare il movimento della linfa in tutto il corpo. Il sistema linfatico svolge un ruolo importante nel mantenere la salute generale del corpo, in special modo il sistema immunitario, e nella prevenzione di infezioni e malattie. Dopo aver terminato la vostra sequenza di yoga, si consiglia di fare un semplice automassaggio che, nuovamente, stimola il sistema linfatico, oltre ad avere un effetto calmante sui nervi.

I movimenti ripetitivi, insieme ad una corretta inspirazione, espirazione e il respiro trattenuto, hanno un effetto calmante e rinforzante sui nervi. Si ritiene che la pressione esercitata su determinati punti del corpo, aiuti il corretto funzionamento del sistema endocrino o ghiandolare e le secrezioni ormonali. Tutto questo, a sua volta, influenza le emozioni, la concentrazione, etc. e tutte le altre funzioni corporee come la digestione, la circolazione, le funzioni urinarie e riproduttive. Lo yoga è un sistema olistico che non parla dell'una o dell'altra funzione isolata ma, piuttosto, delle interazioni tra differenti sistemi: il sistema nervoso influenza le ghiandole che, a loro volta, influenzano gli organi, che influenzano il sistema linfatico che, a sua volta, influenza le ghiandole, le emozioni, e così via. L'idea è quella di mantenere un funzionamento equilibrato del corpo nel suo insieme e, di conseguenza, favorire il corretto funzionamento della mente.

Per ottenere tutti i benefici del programma di asana, oltre a seguire le istruzioni relative alla respirazione, ci sono altri suggerimenti che aiutano. Non è consigliabile praticare le asana per almeno due ore dopo aver mangiato. Il momento migliore per praticare è la mattina prima di colazione, o la sera prima di cena. Prima di praticare, bisognerebbe essere calmi e riposati. Se avete fatto una doccia, è perfetto. Altrimenti, c'è un semplice sistema yoga, che può essere fatto prima di iniziare il programma yoga, chiamato "mezzo bagno", nato per rinfrescare e rilassare il corpo e i nervi. Ci vuole solo un minuto e può essere anche fatto prima di mangiare, dormire, meditare o ogni volta che vi sentite pressati, stanchi o ansiosi. Per prima cosa, versate dell'acqua fredda dalle ginocchia ai piedi, poi dai gomiti alle mani. Dopo, inspirate e mette in bocca una manciata d'acqua. Trattenendo il respiro, spruzzate dell'acqua negli occhi aperti per almeno dodici volte. Sputate l'acqua e, poi, lavatevi il viso e il collo. Con questo, siete pronti a iniziare la vostra seduta di yoga.

E' meglio praticare le asana al chiuso, lontano da vento, sole o bruschi cambiamenti di temperatura. Nonostante la pratica delle asana sia molto utile nel trattamento dei disturbi mestruali e per altre problematiche del sistema riproduttivo femminile, non è consigliabile praticarle durante il periodo mestruale, a causa dei movimenti ripetitivi e della conseguente pressione esercitata sulle ghiandole e su altri punti del corpo. Durante questo periodo, si possono fare altri esercizi leggeri, senza ripetizioni o schemi respiratori specifici, ma è meglio non fare le posizioni yoga nella loro forma originale. In questo libro sono descritte le posizioni, molto utili, che possono aiutare nell'alleviare i dolori mestruali, da praticare durante il resto del mese, prima e dopo le mestruazioni. Le posizioni descritte in questo libro non sono adatte alle donne incinte o durante le prime settimane dopo il parto. Durante questi periodi, possono essere praticati altri esercizi di stretching più leggeri. Per i bambini, le asana possono essere praticate come esercizi di stretching, ma non sono necessari la respirazione, il mantenimento e la ripetizione delle posizioni.

Per coloro che sono nuovi alle asana e non sanno da dove iniziare, sono consigliate tre posizione base per le donne, e quattro per gli uomini. Sono state scelte con lo scopo di mantenere lo stato di salute generale e la flessibilità del corpo e del sistema riproduttivo. Queste posizioni sono veloci da eseguire e possono essere facilmente incorporate nel proprio programma quotidiano. Possono essere usate come base sulla quale aggiungere altre posizioni. In generale, è sufficiente praticare dalle quattro alle sei posizioni in ogni seduta. Le posizioni base consigliate alle donne sono le numero 1, 2 e 3; per uomini le numero 6, 8a, 9 e 10.

Alla fine del programma yoga, si consiglia vivamente di terminare con un semplice automassaggio e 2-10 minuti di rilassamento. Tutto questo aiuta il corpo ad assimilare i benefici delle asana. L'automassaggio viene praticato mettendo prima, per un momento, le mani sugli occhi in modo da rilassarli, e poi passandole delicatamente su viso, collo, e tutto il corpo, prestando particolare attenzione alle articolazioni. Potete fare anche un altro massaggio ai piedi. Questo è un massaggio per la pelle, non per i muscoli, non c'è bisogno di esercitare pressione. Al termine, sdraiatevi sulla schiena, nella posizione del rilassamento (numero 42), respirando profondamente.

Alla fine del libro, abbiamo incluso le istruzioni per praticare una danza chiamata "kaoshikii", che può essere fatta in qualsiasi momento, o inserita nel programma di asana. Ha lo scopo allungare tutto il corpo, stimolare il sistema linfatico e bilanciare i nervi e le ghiandole. E' molto utile sia per gli uomini che le donne ma ha effetti particolarmente benefici per il corpo femminile. Può essere praticata, se lo si desidera, durante la gravidanza, se adattata alle condizioni fisiche della mamma. La danza può essere fatta tutte le volte che volete, velocemente o lentamente, come preferite. Il nome "kaoshikii" vuol dire "danza per aprire gli strati della mente". Oltre a portare benefici alla salute fisica, è nata per stimolare i nervi e le ghiandole in modo che, con la pratica regolare e continua, ci siano anche effetti psicologici positivi, aiutando a sviluppare la forza d'animo e superare ansia, malinconia e paura.

Infine, troverete un indice con alcune informazioni base sulla dieta yogica e sui tipi di alimenti che aiutano a preparare il corpo e la mente a ricevere i massimi benefici dalla pratica yoga, oltre ad altri suggerimenti. Buona fortuna e godetevi l'avventura yogica!

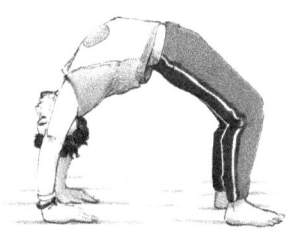

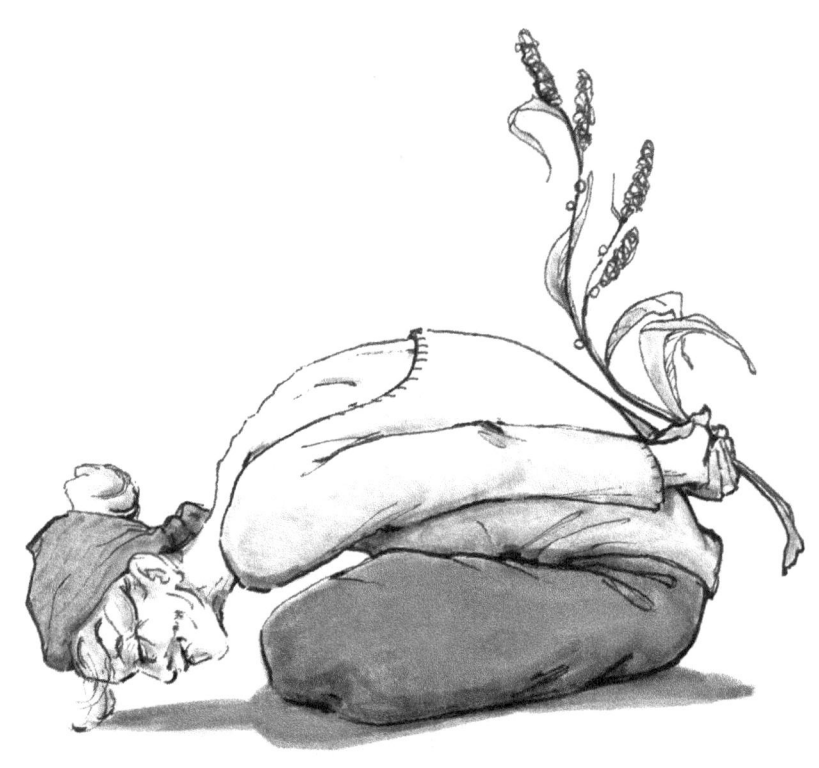

1. Yogásana
(Posizione dello Yogi)

Istruzioni

1. Siediti con le gambe incrociate. Tieni il polso sinistro con la mano destra.
2. Espirando, piegati in avanti fino a quando fronte e naso toccano il pavimento.
3. Mantieni questa posizione per otto secondi, senza respirare (aria espirata).
4. Lentamente mettiti ancora in posizione seduta. Inspira e solleva il corpo. Ripeti otto volte.

- Questa è una delle tre posizione base dello yoga consigliata alle donne per aiutare a mantenere una buona salute a tutto tondo e il corretto funzionamento del sistema riproduttivo femminile. E' consigliata a chi soffre di crampi mestruali, mestruazioni irregolari, etc. (anche se particolarmente utile alle donne, porta benefici anche agli uomini).
- Aiuta a sviluppare una buona digestione e flessibilità della colonna vertebrale.

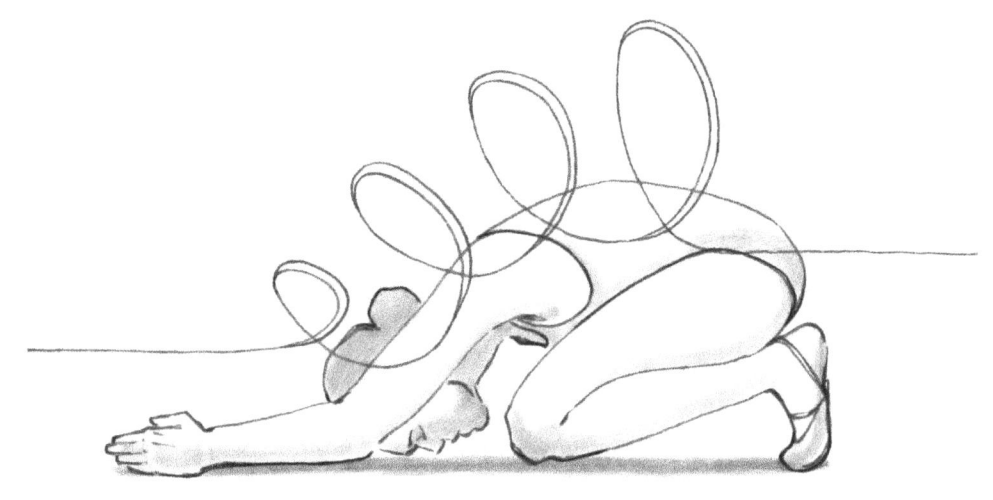

2. Ardhakurmakásana
(Posizione della Mezza Tartaruga)

Istruzioni

1. Inginocchiati sul pavimento, con le dita dei piedi rivolte in avanti (verso l'interno) e i glutei appoggiati sui talloni.
2. Allunga le braccia verso l'alto, unendo i palmi delle mani sopra la testa. Tieni le braccia dritte e sempre vicine alle orecchie.
3. Piegati in avanti, espirando, fino a quando naso e fronte toccano il pavimento, mantenendo sempre i glutei sui talloni. Le braccia devono essere distese in avanti e i palmi delle mani rimanere uniti.
4. Mantieni questa posizione per otto secondi senza respirare (aria espirata).
5. Respira mentre sollevi il corpo per tornare alla posizione iniziale. Ripeti otto volte.

- Questa è una delle tre posizioni base dello yoga consigliata alle donne per aiutare a mantenere una buona salute a tutto tondo e il corretto funzionamento del sistema riproduttivo femminile. E' consigliata a chi soffre di crampi mestruali, mestruazioni irregolari, etc. (anche se particolarmente utile alle donne, porta benefici anche agli uomini).
- E' utile nel trattamento della perdita di appetito, debolezza dei muscoli della pancia e per l'eccesso di accumulo di grasso addominale.
- Aiuta a sviluppare una buona digestione e flessibilità della colonna vertebrale.

3. *Bhújauŋgásana* (Posizione del Cobra)

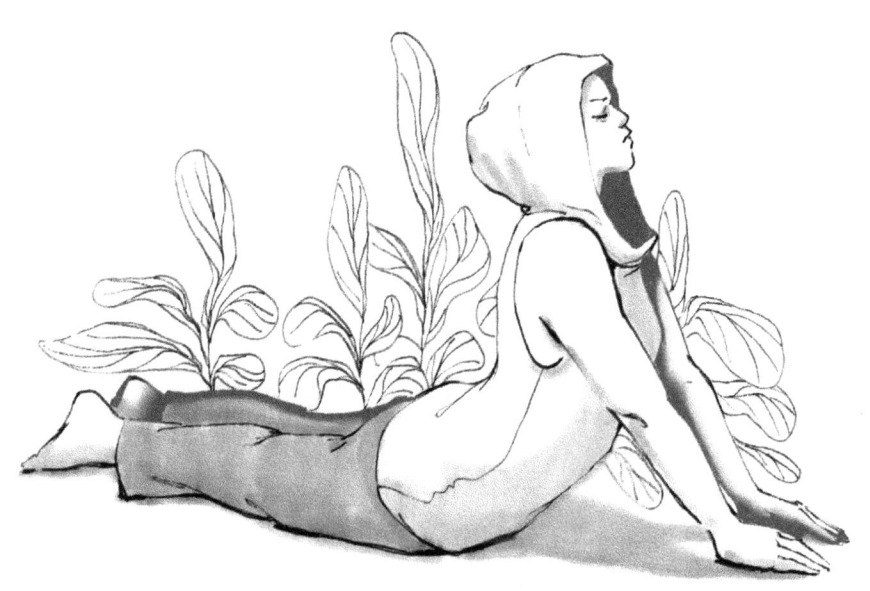

Istruzioni

1. Sdraiati sul pavimento, faccia a terra, con le mani appoggiate vicino alle spalle.
2. Sostenendo il peso con i palmi delle mani, inspira sollevando il petto, spingendo la testa leggermente all'indietro come se guardassi il soffitto. L'ombelico deve essere vicino o toccare il pavimento. Mantieni questa posizione per otto secondi senza respirare (aria inspirata).
3. Espirando, rilassa il corpo e ritorna alla posizione iniziale, sul pavimento. Ripetere otto volte.

- Questa è una delle tre posizioni base dello yoga consigliata alle donne per aiutare a mantenere una buona salute a tutto tondo e il corretto funzionamento del sistema riproduttivo femminile. E' consigliata a chi soffre di crampi mestruali, mestruazioni irregolari, etc. (anche se particolarmente utile alle donne, porta benefici anche agli uomini).
- Aiuta a mantenere la flessibilità del midollo spinale e a rafforzare la regione addominale.
- Aiuta nel trattamento dei problemi digestivi e per mantenere un sistema digestivo sano.

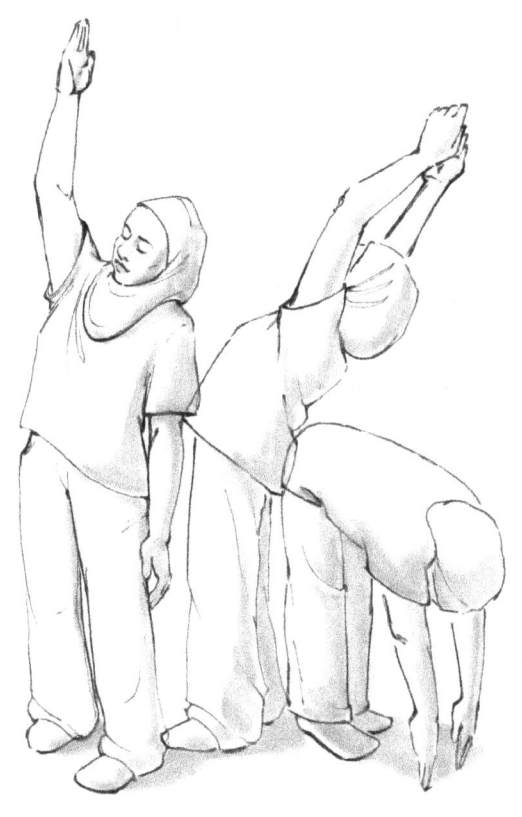

**4. *Padahastásana*
(Posizione Braccio-Gamba)**

Istruzioni

1. In piedi con i piedi divaricati alla stessa distanza delle spalle. Alza le braccia, con i palmi delle mani aperti. Piegati il più possibile a destra, espirando. Mantieni questa posizione senza respirare (aria espirata) per otto secondi.
2. Alza di nuovo le braccia verso il centro, inspirando. Piegati a sinistra, espirando, e mantieni questa posizione per otto secondi.
3. Alza le braccia verso il centro, inspirando, Espira, piegati in avanti e tieni le dita dei piedi con le mani (senza piegare le ginocchia). Mantieni questa posizione per otto secondi, senza respirare (aria espirata).
4. Inspira, alza le braccia verso il centro e, poi, allungati il più possibile all'indietro. Mantieni questa posizione per otto secondi (aria inspirata).
5. Espira, piegandoti in avanti per toccare gli alluci, quindi inspira ancora una volta e alza le braccia in alto verso il centro.
6. Ripeti questo esercizio per otto volte.

- Aiuta a mantenere una buona salute e flessibilità a tutto tondo. Questa posizione può essere facilmente praticata da coloro che hanno delle difficoltà a fare le altre posizioni o soffrono di mobilità ridotta.
- Utile nel trattamento dei problemi mestruali (crampi, irregolarità, etc.).
- Utile per chi ha una salute cagionevole o è in fase di guarigione.

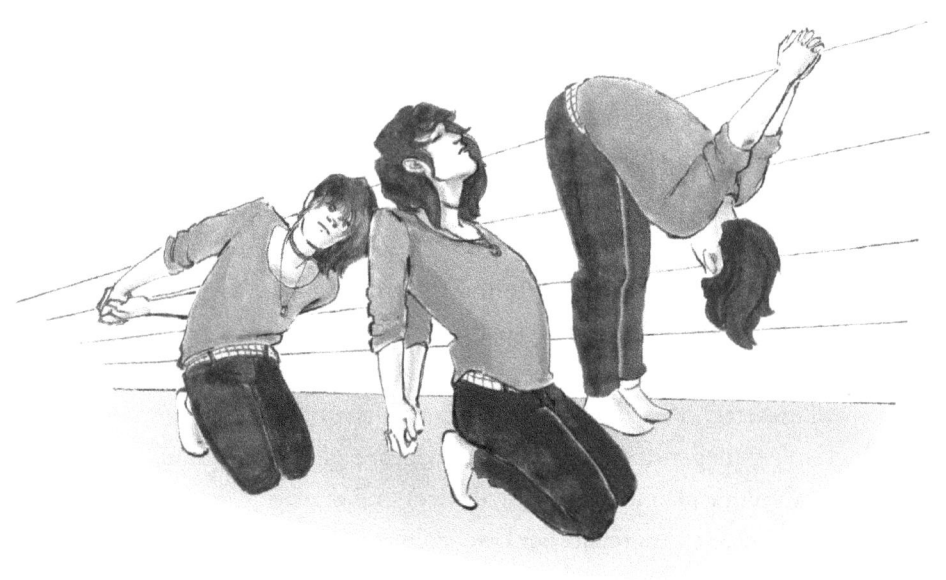

5. Karmásana (Posizione dell'Azione)

Questa posizione è composta da due parti. Completa la prima parte una volta, poi la seconda. Ripeti questo esercizio quattro volte.

Istruzioni

PARTE 1
1. In piedi, con i piedi divaricati, alla stessa distanza delle spalle. Incrocia le dita dietro la schiena.
2. Piega il corpo a sinistra (le braccia verso destra), espirando. Tieni questa posizione per otto secondi senza respirare (aria espirata). Inspira e ritorna al centro.
3. Dopo, espirando, piegati a destra e mantieni questa posizione per otto secondi.
4. Successivamente, piegati in avanti, espirando e alzando le braccia verso l'alto. Mantieni questa posizione per otto secondi senza respirare. Infine, allungati all'indietro, inspirando e mantenendo la posizione per otto secondi.

PARTE 2
1. Ripeti lo stesso schema della prima parte, ma inginocchiandoti sul pavimento invece che in piedi, con i glutei appoggiati ai talloni e le dita dei piedi rivolte verso l'interno (in avanti).
2. Quando ti pieghi in avanti, il naso e la fronte devono toccare terra. Mentre ti pieghi, puoi sollevare i glutei dai piedi.
3. Quando ti pieghi all'indietro, le mani devono toccare terra, vicino ai piedi, aiutandoti a sostenere il peso del corpo.

- Aiuta a mantenere una buona salute e flessibilità in tutto il corpo.
- Questa posizione rende attivi ed energici. E' utile per chi soffre di debolezza fisica e affaticamento.
- Utile per le donne che soffrono di crampi e di altri problemi mestruali.

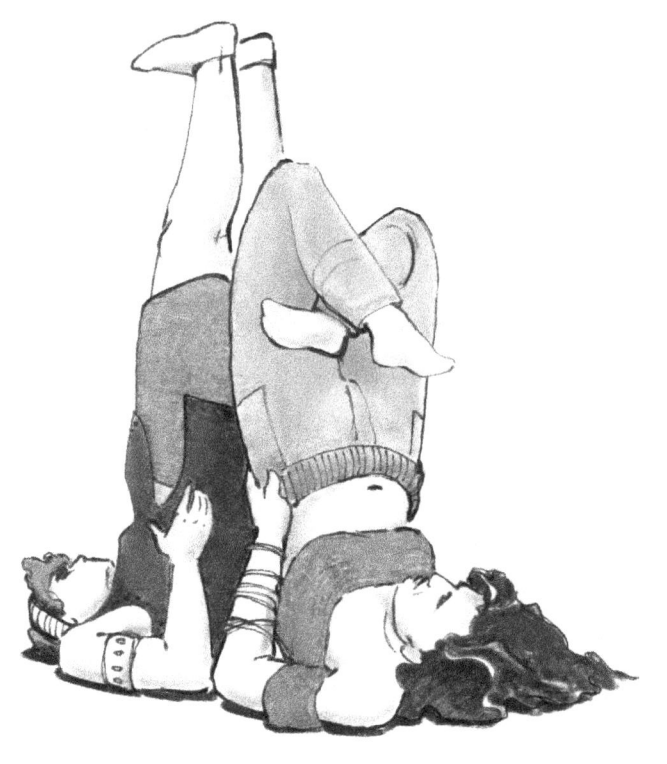

6. *Sarváuṇgásana* (Sulle Spalle)
7. *Úrdhvapadmásana* (Posizione del Loto Capovolto)

Istruzioni

1. Per *sarváuṇgásana*, sdraiti sulla schiena e solleva gradualmente le gambe e la schiena fino a quando il peso del corpo è sorretto dalle spalle. Il mento deve toccare il petto. Sostieni entrambi i lati della schiena con le mani. I pedi devono essere uniti e gli occhi rivolti verso la punta delle dita dei piedi.
2. Per *úrdhvapadmásana*, posiziona il piede destro sulla coscia sinistra, e poi il piede sinistro sulla coscia destra come in *padmásana* (posizione del loto). Sdraiati lentamente sulla schiena, mantenendo le gambe in questa posizione. Quindi solleva il coprpo, procedendo come per *sarváuṇgásana*.
3. Esercitati tre volte, per un massimo di cinque minuti ogni volta, respirando normalmente.
4. Si consiglia di alternare questa posizione con *matsyamudrá* (posizione del pesce), che dovrebbe essere praticata per metà della durata di *sarváuṇgásana/úrdhvapadmásana*. Ad esempio, fai *sarváuṇgásana* per tre minuti, seguita da *matsyamudrá* per un minuto e mezzo.

- Questa è una delle quattro posizioni consigliate per gli uomini, per mantenere un buono stato di salute generale, equilibrio mentale e il corretto funzionamento del sistema riproduttivo maschile. (è molto utile anche per le donne).
- Utile per chi ha un sistema immunitario debole e si ammala spesso.
- Consigliato a chi ha problemi della tiroide e delle ghiandole paratiroidee e soffre di problemi di metabolismo.
- Aiuta la concentrazione.

- *Dopo i 60 anni, in caso di pressione alta, questa posizione non dovrebbe essere fatta.*

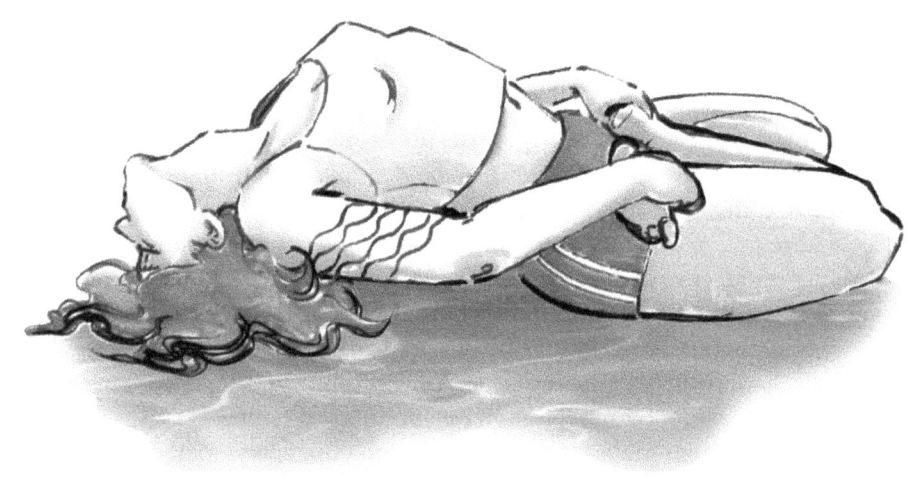

8a. Matsyamudrá **(Posizione del Pesce 1)**

Istruzioni

1. Posiziona il piede destro sulla coscia sinistra, e poi il piede sinistro sulla coscia destra, *padmásana* (posizione del loto). Appoggia la sommità della testa sul pavimento, con la colonna vertebrale curva verso l'alto. Tieni gli alluci con le mani.
2. Esercitati tre volte, respirando normalmente. Si consiglia di alternare questa posizione con *sarváuṇgásana,* in questo caso la posizione dovrebbe essere fatta per metà del tempo di *sarváuṇgásana*. Per esempio, fai *sarváuṇgásana* per tre minuti, seguita da *matsyamudrá* per un minuto e mezzo. Il tempo massimo di pratica non dovrebbe superare i due minuti e mezzo (preceduta da *sarváuṇgásana* per cinque minuti).

- Questa è una delle quattro posizioni base raccomandate per gli uomini, per mantenere un buon stato di salute generale, equilibrio mentale e il corretto funzionamento del sistema riproduttivo maschile. (E' molto utile anche per le donne).
- Aiuta a sviluppare memoria, energia e coraggio.
- Consigliato per chi soffre di problemi alla tiroide, alle ghiandole paratiroidee e per chi ha problemi metabolici.

8b. Matsyásana
(Posizione del Pesce 2)

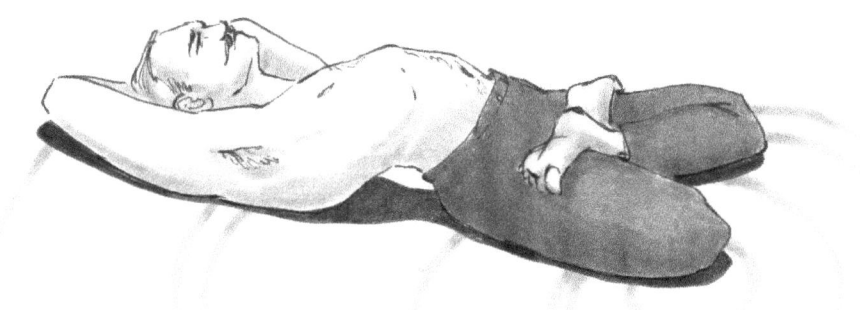

Istruzioni

1. Posiziona il piede destro sulla coscia sinistra, come in *padmásana* (posizione del loto). Sdraiati sulla schiena, tenendo le gambe in questa posizione.
2. Posiziona il braccio destro dietro la testa in modo che la mano destra tocchi la spalla sinistra. Fai la stessa cosa con il braccio sinistro, con la mano sinistra che tocca la spalla destra. Appoggia la testa sulle braccia.
3. Esercitati tre volte, per trenta secondi ogni volta, respira normalmente.

- Aiuta a sviluppare memoria, energia e coraggio.
- Consigliato per chi soffre di problemi alla tiroide, alle ghiandole paratiroidee e ha problemi metabolici.
- Rimuove la tensione da collo e spalle.

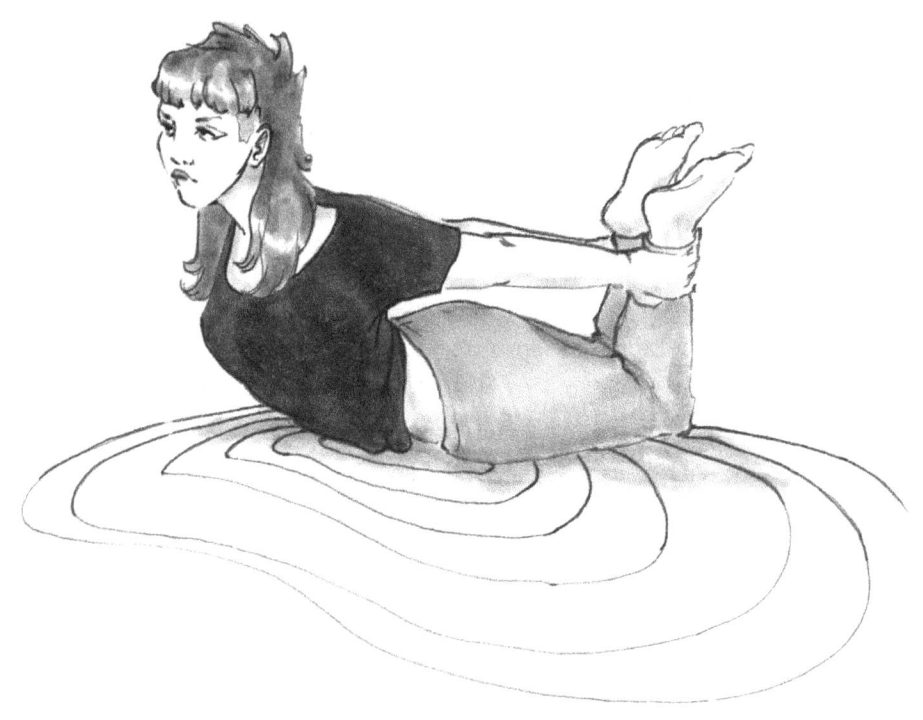

9. *Naokásana* **(Posizione della Barca)**

Istruzioni

1. Sdraiati sulla pancia. Piega le ginocchia e tieni le caviglie con le mani.
2. Inspira e solleva petto e gambe, appoggiandoti sull'ombelico. Estendi il collo e il petto in modo che gli occhi guardino dritto davanti.
3. Mantieni questa posizione per otto secondi, senza respirare (respiro inalato). Espira e rilassa il corpo sul pavimento. Ripeti otto volte.

- Questa è una delle posizioni base, consigliata agli uomini, per mantenere una buona salute generale, equilibrio mentale e il corretto funzionamento del sistema riproduttivo (è anche molto utile per le donne).
- Utile per chi soffre di debolezza alla gola, addome e cosce.
- Particolarmente consigliata a chi soffre di problemi digestivi, costipazione, etc.
- Aiuta a mantenere la flessibilità di tutto il corpo, in particolare della colonna vertebrale.

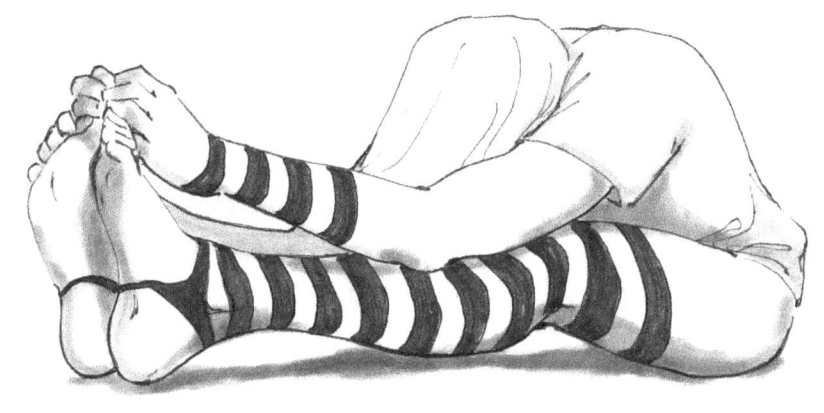

10. Utkata Paschimottánásana
(Posizione del Sollevamento della Schiena)

Istruzioni

1. Sdraiati sulla schiena ed estendi le braccia all'indietro, tenendole vicine alle orecchie. Inspira e, mentre espiri, solleva il corpo piegandoti in avanti fino a quando il viso tocca le ginocchia, con le braccia tese in avanti verso i piedi. Assicurati che le gambe siano dritte.
2. Afferra entrambi gli alluci con le mani. Mantieni questa posizione per otto secondi senza respirare (respiro espirato).
3. Inspira e ritorna alla posizione originale, sul pavimento con le braccia distese all'indietro, Ripeti otto volte.

- Questa è una delle quattro delle posizioni consigliate agli uomini, per mantenere una buona salute generale, equilibrio mentale e il corretto funzionamento del sistema riproduttivo (è anche molto utile per le donne).
- Utile per chi soffre di perdita dell'appetito.
- Aiuta ad alleviare la rigidità della spina dorsale.
- Tonifica i muscoli addominali.

- *Non è consigliato per chi ha problemi al fegato, milza, appendicite o soffre di ernie.*

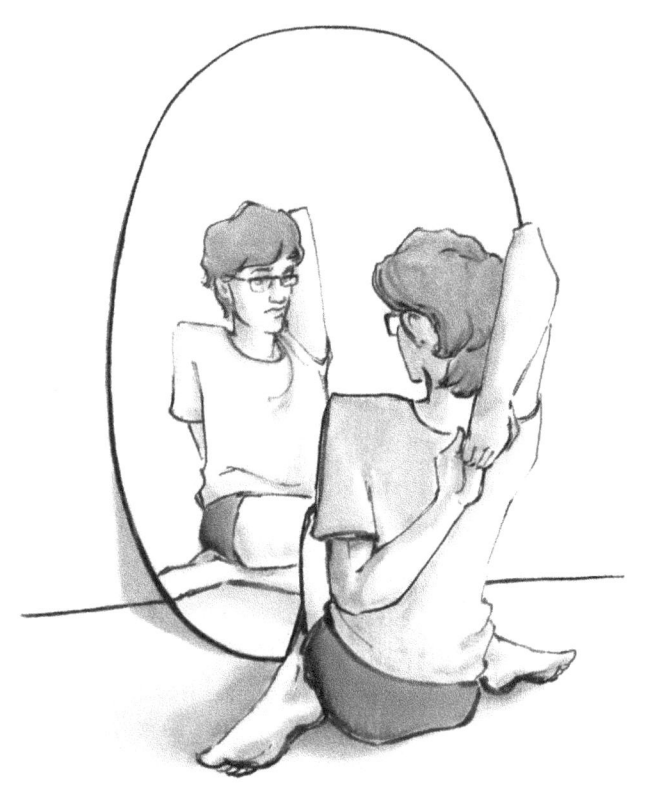

11. Gomukhásana
(Posizione della Testa di Mucca)

Istruzioni

1. Siediti sul pavimento con le gambe distese in avanti. Posiziona la gamba destra sotto la coscia sinistra, in modo tale che il piede destro sia posizionato sotto il gluteo sinistro. Ora solleva la gamba sinistra sopra la coscia destra, in modo che il piede sinistro sia sotto il gluteo destro.
2. Appoggia la mano sinistra sulla spina dorsale. Poi, solleva la mano destra verso l'alto e all'indietro sopra la spalla destra, intrecciando le dita di entrambe le mani. Respira normalmente, mantenendo la posizione per trenta secondi.
3. Ripeti la posizione ma con braccia e gambe nelle posizioni opposte.
4. Fare la posizione da entrambe le parti è considerato un ciclo. Fai quattro volte il ciclo.

- Porta benefici a chi soffre di problemi renali, sciatica ed emorroidi.
- Utile per mantenere la salute e il corretto funzionamento del sistema riproduttivo e urinario maschile.
- Aiuta a recuperare forza e aiuta il sistema immunitario dopo le malattie.

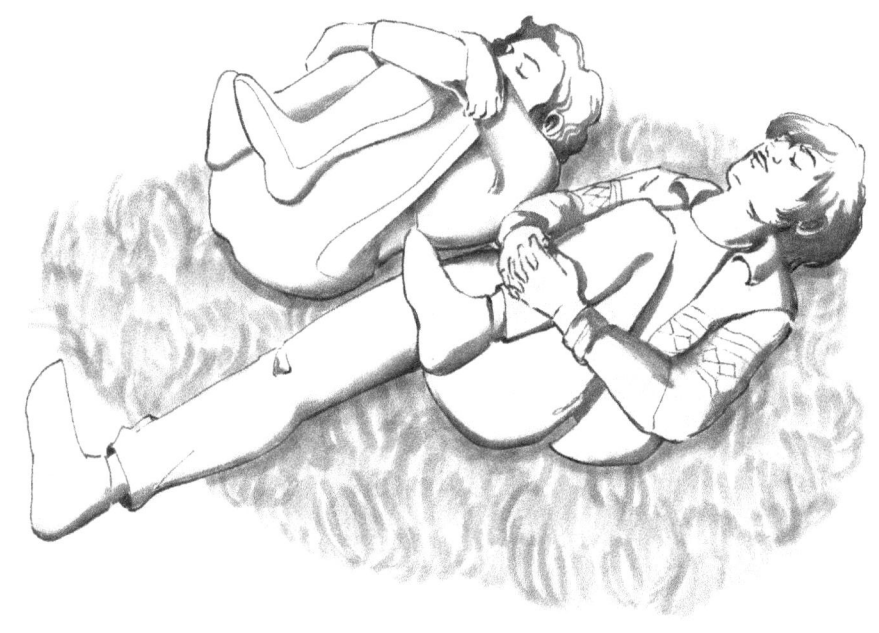

12. *Bhastrikásana* (Posizione a Soffietto)

Istruzioni

1. Sdraiati sulla schiena, e mentre espiri, piega la gamba destra in modo che il polpaccio tocchi la coscia e la coscia sia appoggi sul petto. Tieni saldamente la gamba con entrambe le mani.
2. Mantieni questa posizione per otto secondi, senza respirare (respiro espirato). Inspira, rilassa la gamba sul pavimento.
3. Ripeti la posizione con la gamba sinistra e, poi, con entrambe le gambe insieme. Ripeti questo ciclo otto volte.

- Questa posizione è molto efficace nell'alleviare gonfiore e gas causati da indigestione.
- Utile per chi soffre di grassi in eccesso nella zona del ventre.
- Consigliato alle persone che soffrono di pressione alta.
- Aiuta ad alleviare il mal di testa causato da gas, indigestione o costipazione.

13. Mayúrásana
(Posizione del Pavone)

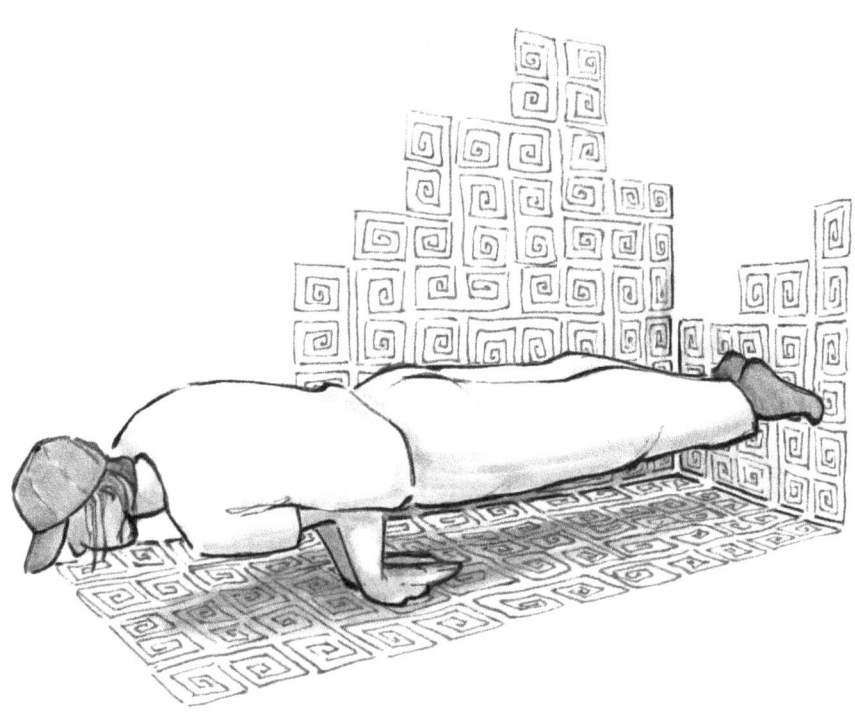

Istruzioni

1. Siediti in posizione accovacciata. Unisci i polsi e poi appoggia i palmi delle mani sul pavimento, con le dita rivolte verso i piedi. Quindi tocca con i gomiti l'ombelico e allunga le gambe all'indietro.
2. Sostenendo il peso sui gomiti, solleva la testa e le gambe dal pavimento.
3. Mantieni questa posizione per trenta secondi, respirando normalmente. Ripeti quattro volte.

- Aiuta con tutti i problemi digestivi, e aumenta la capacità del sistema digestivo
- Utile per mantenere una buona salute e forza fisica a tutto tondo.

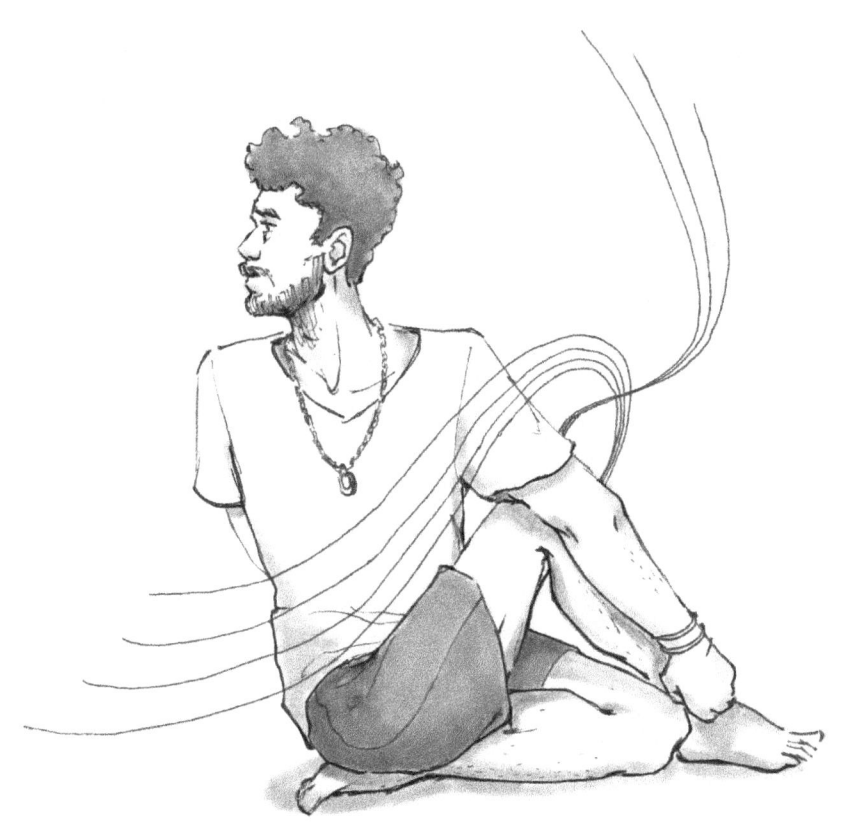

14. *Matsyendrásana*
(Posizione dello Yogi Matsyendra)

Istruzioni

1. Premi il perineo con il tallone destro. Incrocia il piede sinistro sulla coscia destra.
2. Tieni l'alluce sinistro con la mano destra, mettendo il braccio destro lungo il lato sinistro.
3. Allunga la mano sinistra dietro la schiena sulla colonna vertebrale come se volessi cercare di toccare con la mano l'ombelico. Ruota il collo il più possibile verso sinistra mantenendo lo sguardo a sinistra. Mantieni questa posizione per trenta secondi, respira normalmente.
4. Ripeti con la posizione di gambe e braccia invertite. Esercitati quattro volte per ogni lato, alternando i lati.

- Aiuta contro la sonnolenza, stanchezza e mancanza di appetito.
- Utile per i polmoni.
- Utile nel trattamento dei problemi digestivi.
- Utile per ridurre il grasso dello stomaco.
- Consigliata per sviluppare la forza di ginocchia e collo.
- Aiuta a rinforzare i nervi degli occhi.
- Questa posizione è particolarmente vantaggiosa per gli uomini e aiuta a preservare la salute del sistema riproduttivo e urinario maschili. Non è raccomandato per le donne, se non in circostanze particolari.

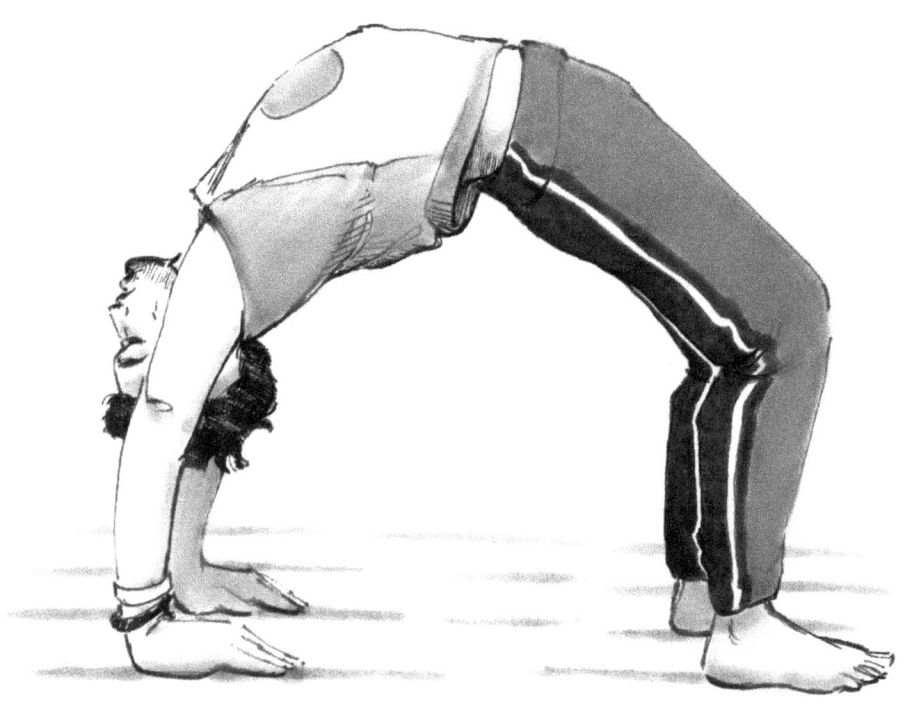

15. *Cakrásana* (Posizione della Ruota)

Istruzioni

1. Sdraiati sulla schiena. Piega le gambe in modo da portare i polpacci a contatto con le cosce. Posiziona i palmi delle mani sul pavimento, vicino alle spalle.
2. Sostieni il peso sui piedi e i palmi delle mani, solleva la testa, la schiena e le gambe fino a quando il corpo assume la forma di una ruota o di un semicerchio. Inspira mentre sollevi il corpo ed espira mente sciogli la posizione. Respira normalmente quando sei in posizione.
3. Mantieni la posizione per trenta secondi. Ripeti quattro volte.

- Utile per tutti i problemi digestivi, soprattutto per le persone che soffrono di stitichezza.
- Utile per le donne che soffrono di dolori mestruali.
- Aiuta a mantenere la flessibilità della colonna vertebrale e rinforza torace, addome e cosce.

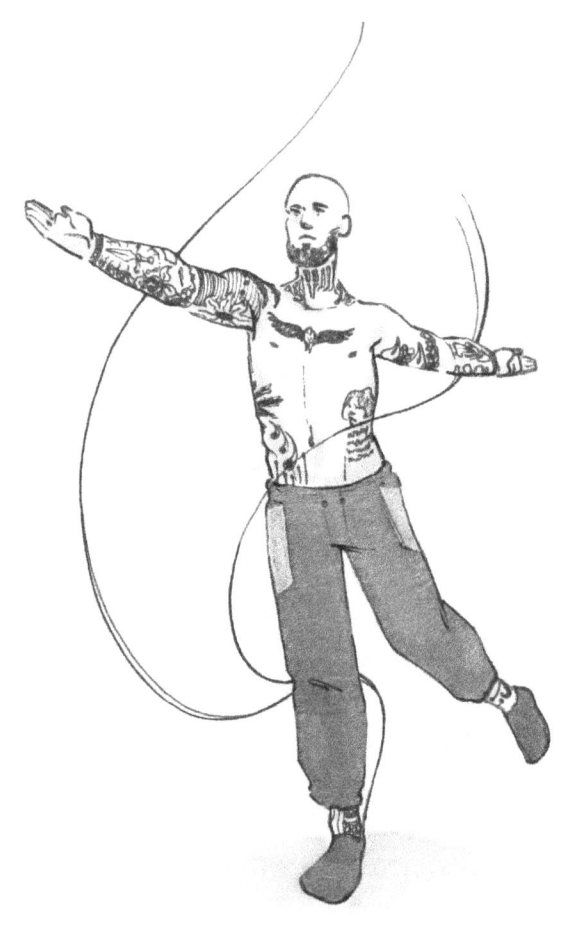

16. *Garudásana* (Posizione dell'Aquila)

Istruzioni

1. In piedi. Allunga la gamba destra il più indietro possibile. Estendi il braccio sinistro in avanti e il braccio destro indietro, mantenendo entrambe le braccia parallele al suolo. Il corpo deve rimanere dritto, ma la gamba destra può essere leggermente piegata verso l'alto.
2. Mantieni questa posizione per trenta secondi, respirando normalmente.
3. Ripeti la posizione invertendo la posizione di gambe e braccia. Questo è un ciclo. Ripeti quattro cicli.

- Aiuta a ridurre il peso in eccesso e a sviluppare equilibrio fisico.

17. Tuládańdásana
(Posizione dell'Equilibrio)

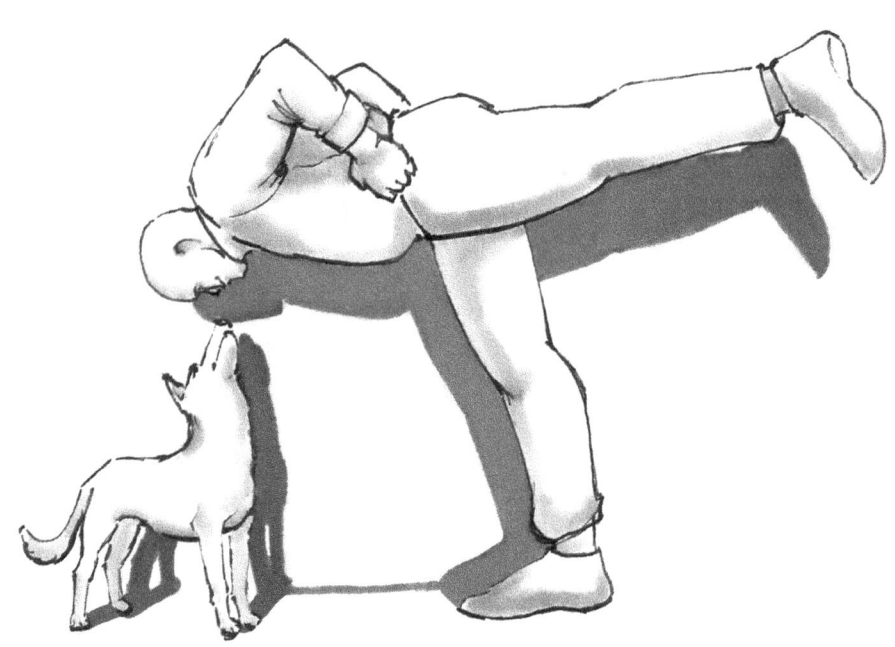

Istruzioni

1. Stando sul piede sinistro, allunga il piede destro indietro, sollevandolo da terra. Stringi la vita con le mani, poi solleva la gamba destra fino a quando tutto il corpo non è parallelo al pavimento.
2. Mantieni questa posizione per trenta secondi, respira regolarmente.
3. Ripeti la stessa posizione sul piede destro. Questo è un ciclo. Ripeti quattro cicli.

- Aiuta a sviluppare la forza nelle gambe.
- Aiuta a sviluppare equilibrio e coordinazione.

18. Sahaja Utkatásana
(Posizione Semplice della Sedia)

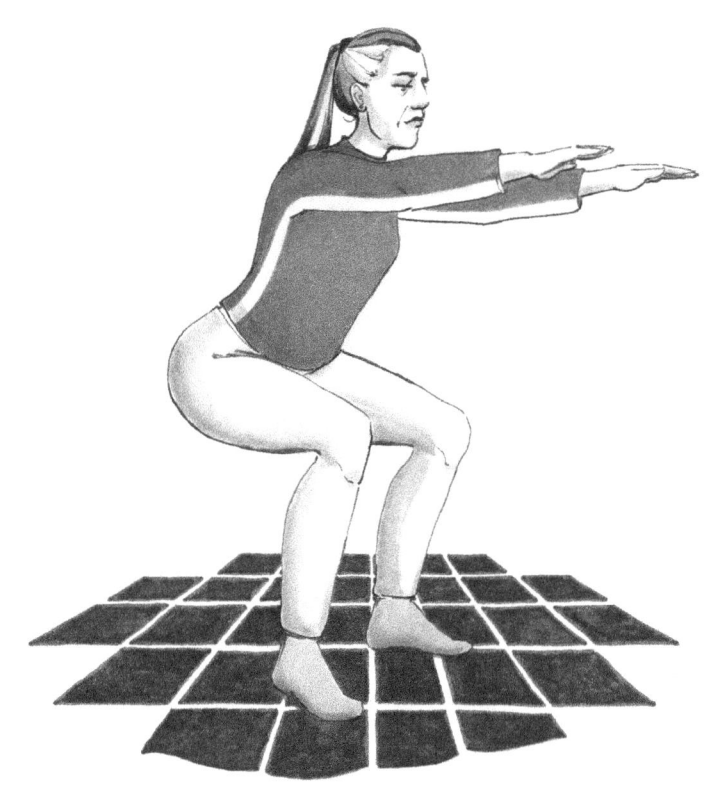

Istruzioni

1. Siediti su una sedia immaginaria. Allunga le braccia davanti a te.
2. Mantieni questa posizione per trenta secondi, respirando normalmente. Ripeti quattro volte.

- Aiuta a rinforzare gambe e ginocchia.
- Aiuta ad alleviare problemi lievi di sciatica o artrite della parte inferiore del corpo.

19. *Jatila Utkatásana*
(Posizione Difficile della Sedia)

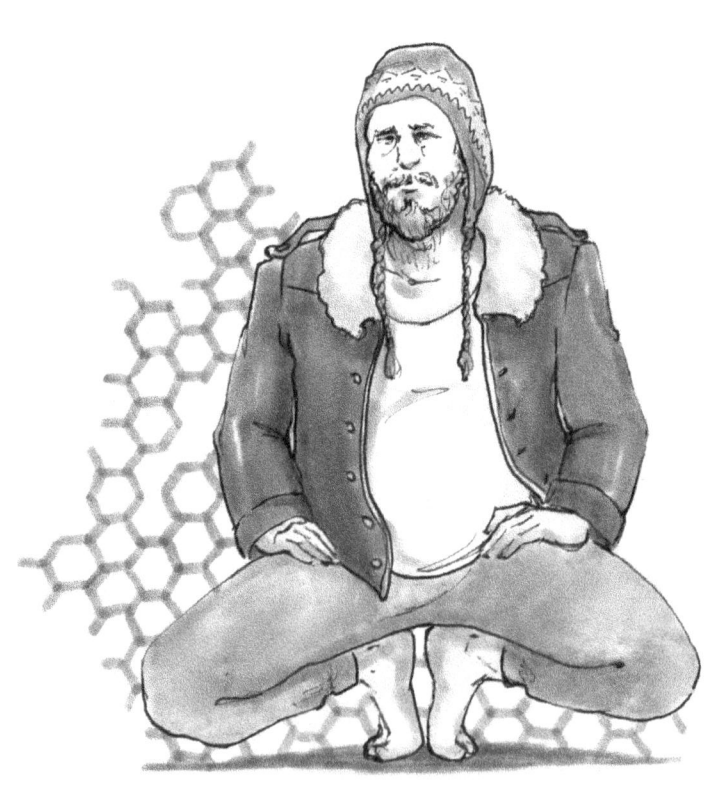

Istruzioni

1. Siediti in posizione accovacciata, con le ginocchia rivolte verso l'esterno, sostenendo il perso del corpo sulle dita dei piedi.
2. Appoggia i glutei sui talloni e appoggia le mani attorno alla vita.
3. Mantieni la posizione per trenta secondi, respirando normalmente. Ripeti quattro volte.

- Utile per gli sportivi e per coloro che percorrono a piedi lunghe distanze.
- Aiuta nel trattamento delle gambe gonfie.

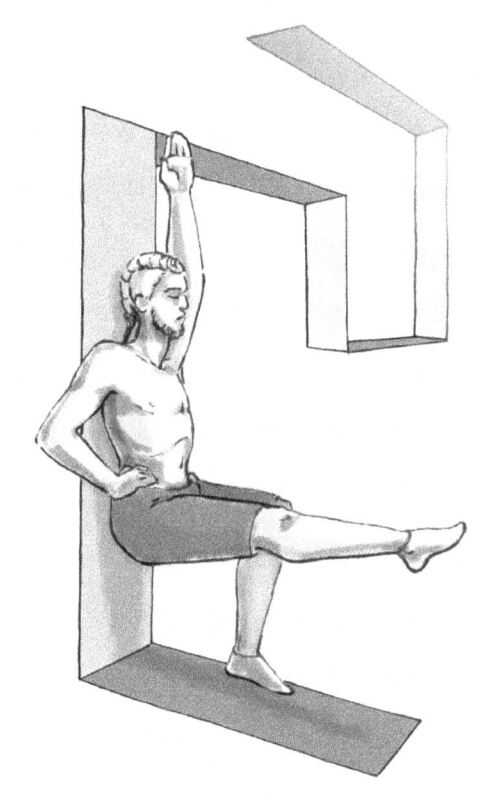

20. *Dvisamakoṅásana*
(Posizione del Doppio Angolo Retto)

Istruzioni

1. Piega le ginocchia, assumendo la posizione della sedia. Estendi in avanti la gamba destra in modo che sia parallela al suolo, quindi solleva il braccio sinistro verso l'alto. Appoggia la mano destra sulla vita. Mantieni la posizione per otto secondi. Respira normalmente.
2. Ripeti la stessa posizione con la gamba sinistra allungata in avanti. Ripeti quattro volte per ogni lato, alternando un lato e poi l'altro.

- Aumenta la forza di gambe e ginocchia.
- Aumenta equilibrio e coordinazione.

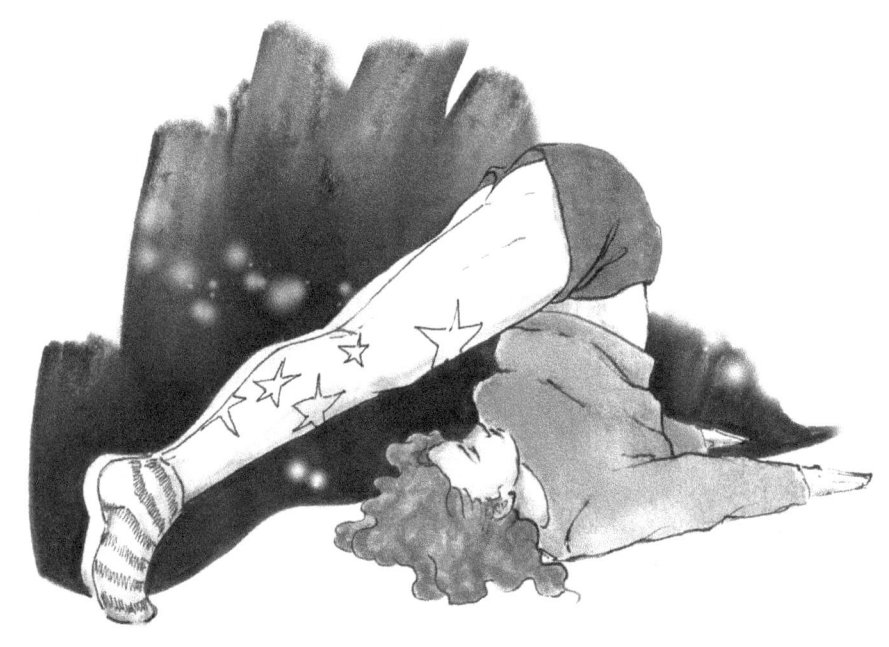

21. *Parvatásana*
(Posizione della Montagna)

Istruzioni

1. Sdraiati sulla schiena. Solleva il corpo fino a quando il peso non si appoggia alle spalle. Sostieni entrambi i lati del corpo con le mani.
2. Estendi gradualmente le gambe all'indietro il più possibile fino a quando le dita di entrambi i piedi toccano terra. Togli le mani dalla schiena ed estendi le braccia verso l'esterno sul pavimento, con i palmi delle mani rivolti verso il basso.
3. Mantieni questa posizione per massimo cinque minuti, respirando normalmente.
4. Come per *sarváuṅgásana* (posizione della spalla), è consigliato alternare questa posizione con *matsyamudrá* (posizione del pesce), che dovrebbe essere mantenuta per metà del tempo di *parvatásana*. Per esempio, fai *parvatásana* per tre minuti, seguita da *matsyamudrá* per un minuto e mezzo.

- Utile nel trattamento di problemi mestruali (crampi, mestruazioni irregolari, etc.).
- Utile nel trattamento dell'indigestione.
- Rinforza spalle e addome.

- *Non è consigliato alle persone con problemi cardiaci.*

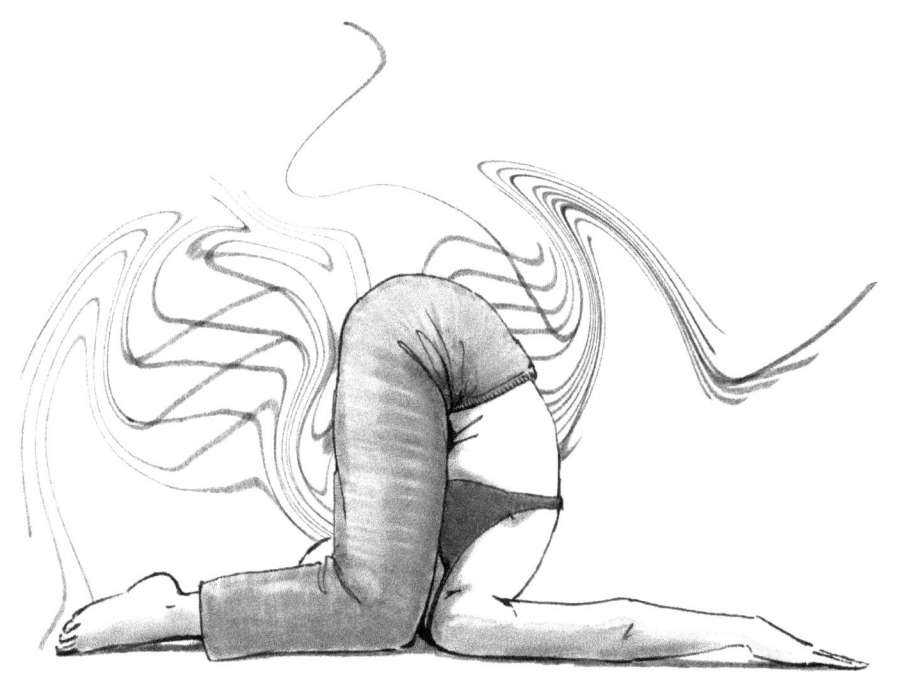

22. *Shivásana* (Posizione di Shiva)

Istruzioni

5. Sdraiati sulla schiena. Solleva il corpo fino a quando il peso si appoggia alle spalle. Sostieni entrambi i lati del corpo con le mani.
1. Estendi gradualmente le gambe all'indietro il più possibile fino a quando le dita dei piedi toccano terra, quindi abbassa le ginocchia fino a toccare il pavimento, tenendole vicino alle orecchie.
2. Togli le mani dalla schiena ed estendi le braccia all'esterno sul pavimento. Intreccia saldamente le dita delle mani, mantenendo le mani a contatto con il suolo.
3. Mantieni questa posizione per massimo cinque minuti, respira normalmente.
4. Come per *sarváuṇgásana* (posizione della spalla), è consigliato alternare questa posizione con *matsyamudrá* (posizione del pesce), che dovrebbe essere mantenuta per metà del tempo di *shivásana*. Per esempio, fai *shivásana* per tre minuti, seguita da *matsyamudrá* per un minuto e mezzo.

- Utile nel trattamento di problemi mestruali (crampi, mestruazioni irregolari, etc.).
- Utile nel trattamento dell'indigestione.
- Rinforza spalle, addome, collo e vita.

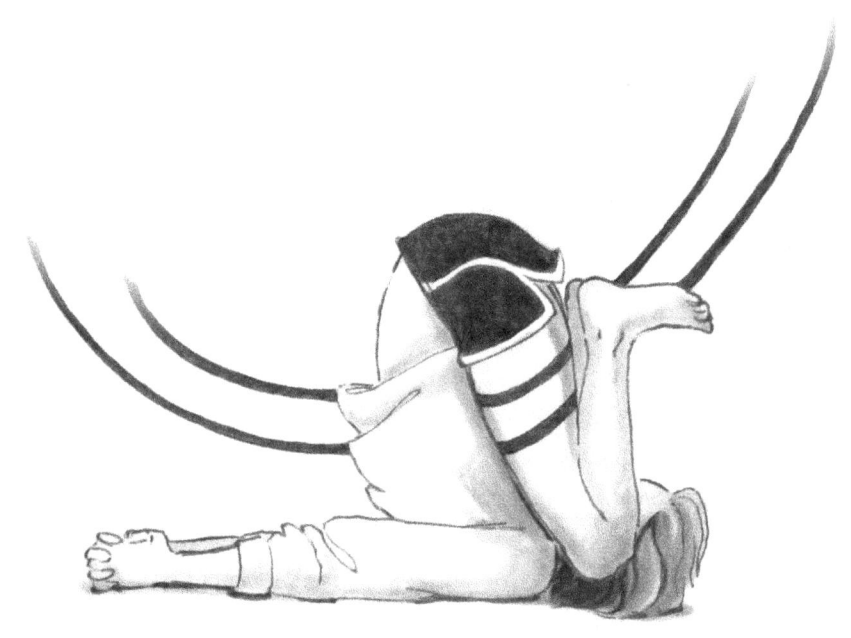

23. *Ardhashivásana*
(Posizione Metà Shiva)

Istruzioni

1. Sdraiati sulla schiena. Solleva il corpo fino a quando il peso si appoggia alle spalle. Sostieni entrambi i lati del corpo con le mani.
2. Estendi gradualmente le gambe indietro il più possibile fino a quando le dita di entrambi i piedi toccano terra, quindi abbassa le ginocchia fino a toccare terra, vicino alle orecchie.
3. Togli le mani dalla schiena ed estendi le braccia sul pavimento verso l'esterno. Intreccia saldamente le dita, mantenendo le mani a contatto con il suolo.
4. Solleva i piedi e i polpacci verso l'alto fino a quando le ginocchia sono completamente piegate e i polpacci sono in posizione verticale.
5. Mantieni questa posizione per massimo trenta secondi, respira normalmente. Ripeti quattro volte.

- Utile nel trattamento di problemi mestruali (crampi, mestruazioni irregolari, etc.).
- Utile nel trattamento dell'indigestione.
- Rinforza spalle, addome, collo e vita.
- Si dice che questa posizione aiuti a sviluppare l'umiltà in chi la pratica.

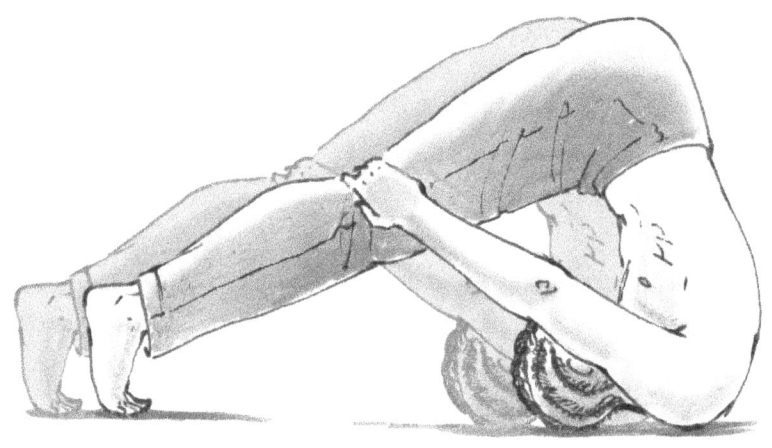

24. *Tejásana* (Posizione dell'Energia)

Istruzioni

1. Sdraiati sulla schiena. Solleva il corpo fino a quando il peso si appoggia sulle spalle. Sostieni entrambi i lati del corpo con le mani.
2. Estendi gradualmente le gambe indietro il più possibile fino a quando le dita dei piedi toccano terra. Togli le mani dal collo ed estendi le braccia in modo da tenere le gambe con le mani.
3. Mantieni questa posizione per due minuti, respira normalmente. Ripeti tre volte.

- Questa posizione aiuta ad aumentare l'energia fisica.
- Aiuta ad ottenere la massima energia dal cibo che si mangia.

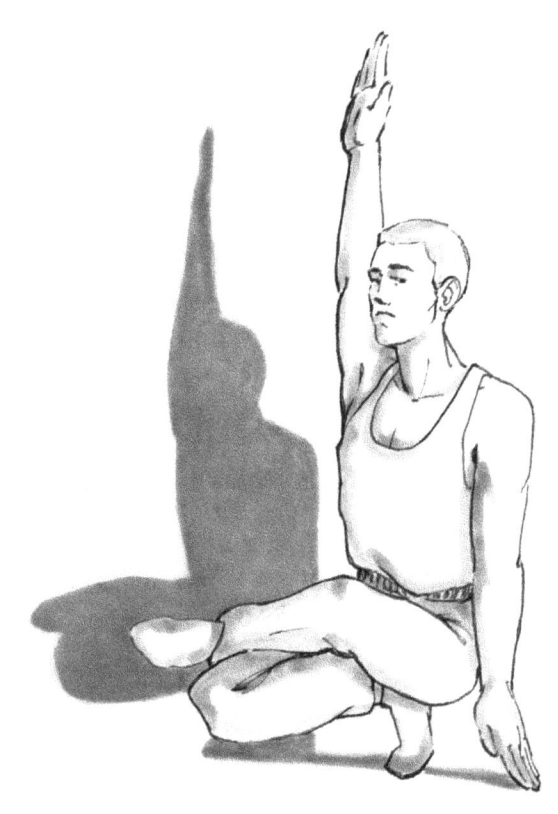

25. *Jiṇánásana* **(Posizione della Conoscenza)**

Istruzioni

1. Siediti in posizione accovacciata, con i glutei appoggiati ai talloni e le mani appoggiate sul pavimento, un pò dietro i glutei e i piedi.
2. Allunga leggermente la gamba sinistra in avanti, quindi sollevala in modo da posizionare la caviglia destra sulla parte inferiore della coscia sinistra, appena sopra il ginocchio.
3. Solleva il braccio sinistro in posizione verticale, in modo che sia a contatto o vicino all'orecchio. Tieni gli occhi rivolti in avanti. Mantieni l'equilibrio toccando il suolo con le dita della mano destra. Mantieni questa posizione per trenta secondi, respira normalmente.
4. Ripeti la stessa posizione con gambe e braccia nella posizione opposta.
5. Ripeti quattro volte per ogni lato, alternando i lati.

- Questa posizione è consigliata per lo sviluppo di memoria e intelligenza, e per coloro che hanno difficoltà di concentrazione e studio.
- Aiuta a sviluppare l'equilibrio e il coordinamento tra i lati sinistro e destro del corpo.

26. Bhávásana
(Posizione della Contemplazione)

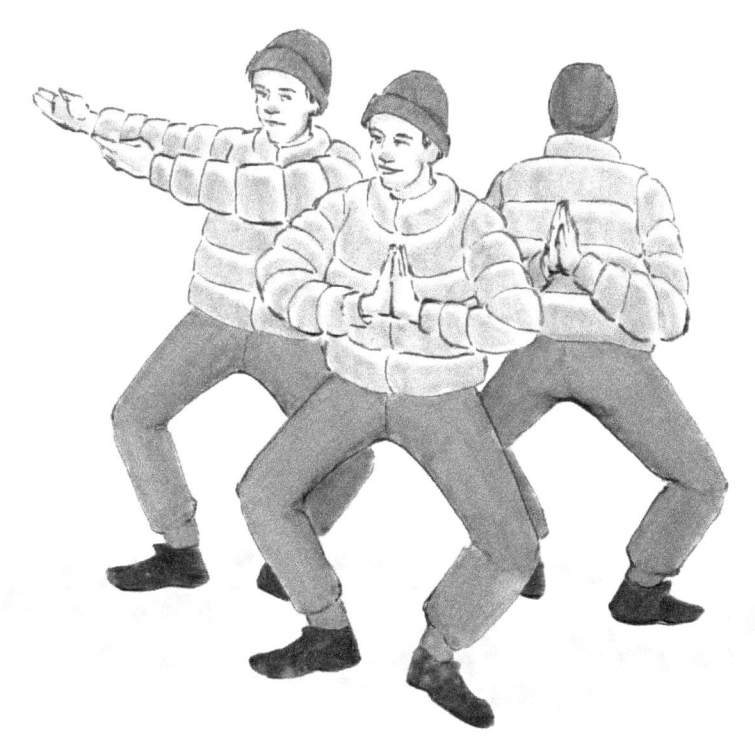

Istruzioni

1. In piedi con i piedi divaricati, alla stessa distanza delle spalle. Ruota i piedi in modo tale che le dita dei piedi siano rivolte all'esterno.
2. Piega le ginocchia e poi unisci i palmi delle mani davanti al petto. Immagina di concentrarti sul punto tra gli occhi. Respira normalmente, mantieni questa posizione per otto secondi.
3. Estendi entrambe le braccia verso destra, con il braccio sinistro che tocca il petto e allunga il più possibile a destra. Mantieni questa posizione per otto secondi, respira normalmente.
4. Estendi le braccia verso sinistra allo stesso modo. Mantieni questa posizione per otto secondi, respira normalmente.
5. Metti le braccia dietro alla schiena, con i polsi attorcigliati in modo tale che i palmi delle mani si tocchino. Mantieni questa posizione per otto secondi, respira normalmente.
6. Ripeti l'intera sequenza quattro volte.

- Aiuta a sviluppare concentrazione, memoria e curiosità.
- Aiuta a rimuovere la tensione da spalle, fianchi e cosce.
- E' un buon esercizio per ginocchia e caviglie.

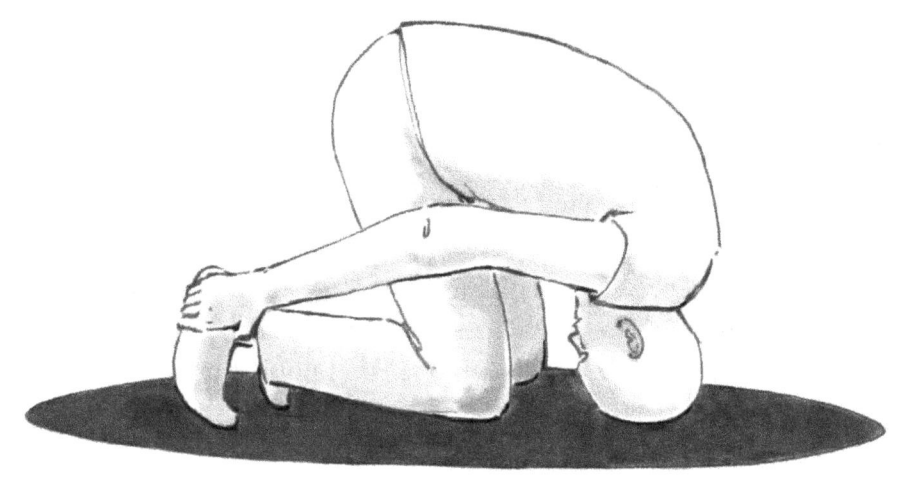

27. Shasháuṇgásana
(Posizione della Lepre)

Istruzioni

1. Inginocchiati sul pavimento, con le dita dei piedi rivolte verso l'interno (in avanti) e i glutei appoggiati sui talloni. Tieni i talloni con le mani.
2. Espira e piegati in avanti fino a quando la parte superiore della testa tocca il pavimento. La fronte dovrebbe essere vicina o toccare le ginocchia. I glutei possono essere leggermente sollevati dai talloni.
3. Mantieni questa posizione per otto secondi senza respirare (respiro espirato). Ripeti otto volte.

- Aiuta a ridurre il grasso nella zona dell'addome.
- Consigliato a chi soffre di problemi alla tiroide e alle ghiandole paratiroidee.
- Aiuta a sviluppare una memoria forte e a migliorare la concentrazione.
- Aiuta a sviluppare una mente calma.
- Consigliato alle persone che soffrono di insonnia o a chi vuole meditare ma ha problemi di concentrazione.

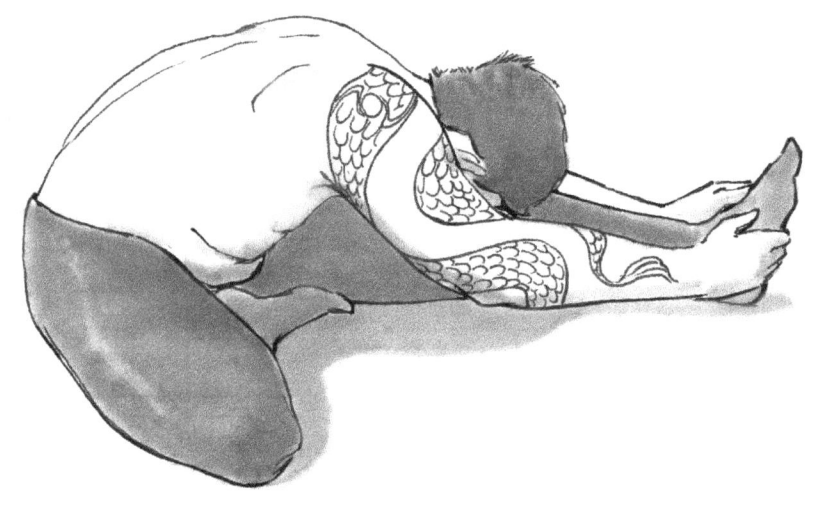

28. Jánushiirásana
(Posizione Testa-Ginocchio)

Istruzioni

1. Premi leggermente il perineo con il tallone destro. Allunga la gamba sinistra in avanti. Espirando, piegati in avanti, toccando con il ginocchio sinistro la fronte. E' importante che il respiro sia completamente espirato quando la fronte tocca il ginocchio.
2. Intreccia le dita attorno al piede sinistro. Mantieni questa posizione per otto secondi senza respirare (respiro espirato).
3. Sciogli le mani e inspira, solleva il corpo fino a sederti con la schiena dritta.
4. Metti le gambe nella posizione opposta e ripeti lo stesso esercizio. Questo è un ciclo. Ripeti quattro volte.

- Utile per chi soffre di digestione o emorroidi.
- Consigliato a chi tende a malinconia o ansia.
- Aiuta a mantenere la flessibilità di gambe e della colonna vertebrale.

29. *Siddhásana*
(Posizione dell'Illuminazione)

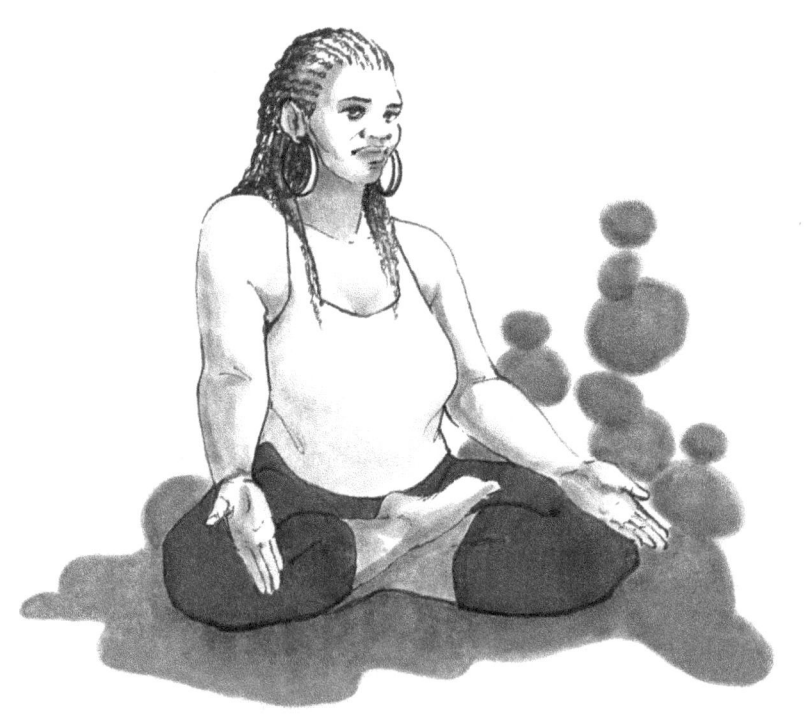

Istruzioni

1. Premi il perineo con il tallone sinistro. Quindi appoggia la gamba destra sopra il polpaccio sinistro, in modo che il tallone prema quasi la zona sotto l'ombelico. Metti le mani, con il palmo rivolto verso l'alto, sulle ginocchia. Mantieni questa posizione per tutto il tempo che desideri, respira normalmente.

- Questa posizione è consigliata per la pratica della meditazione. Aiuta a mantenere la colonna vertebrale in una posizione corretta e a concentrarsi.
- Aiuta a sviluppare la pazienza e la calma della mente.

30. *Padmásana* (Posizione del Loto)

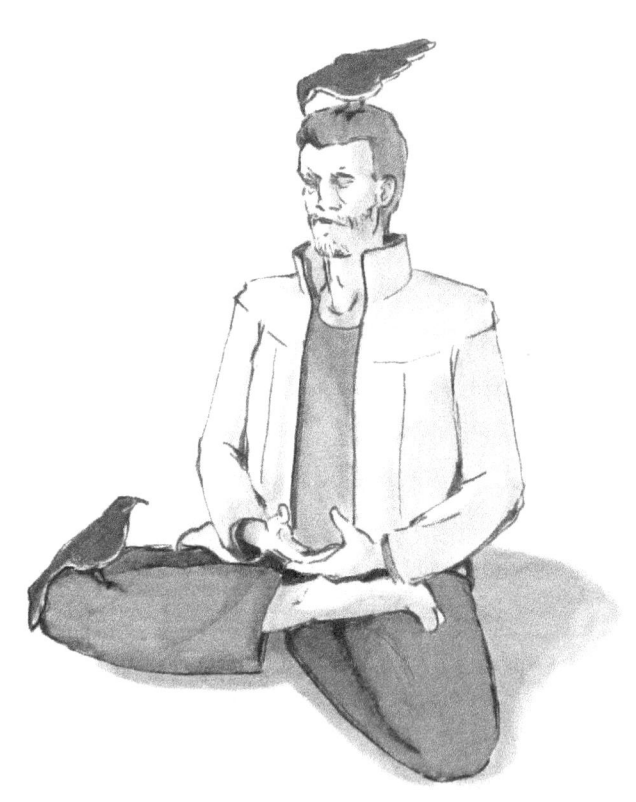

Istruzioni

1. Posiziona il piede destro sulla coscia sinistra, quindi metti il piede sinistro sulla coscia destra.
2. Con la bocca chiusa, arriccia leggermente la lingua e premila contro il palato. Posiziona i palmi delle mani, uno sopra l'altro, in grembo. Puoi mantenere questa posizione per tutto il tempo che vuoi.

- Questa posizione è consigliata per la pratica della meditazione. Aiuta a mantenere la colonna vertebrale in una posizione corretta e aiuta a concentrarsi.

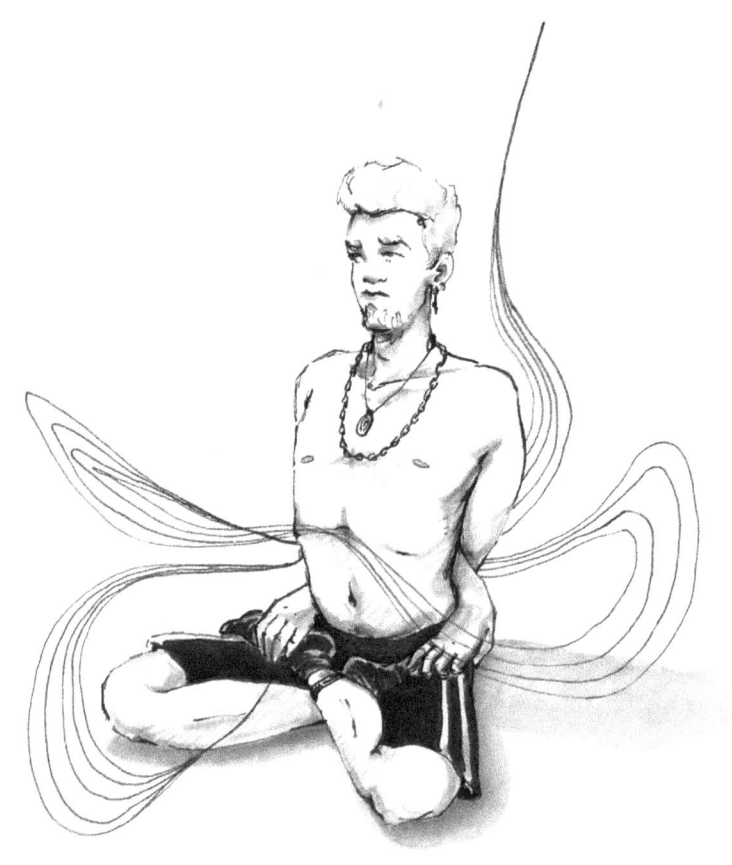

31. Baddha Padmásana
(Posizione del Loto Legato)

Istruzioni

1. Posiziona il piede destro sulla coscia sinistra, quindi metti il piede sinistro sulla coscia destra. Allunga la mano destra dietro la schiena fino ad afferrare l'alluce destro. Quindi allunga la mano sinistra dietro la schiena e afferra l'alluce sinistro.
2. Mantieni questa posizione per trenta secondi, respira normalmente. Ripeti quattro volte.

- Aiuta a sviluppare una buona postura e la flessibilità della colonna vertebrale.
- Rimuove la rigidità delle spalle.
- Aiuta a sviluppare la concentrazione e la calma della mente.

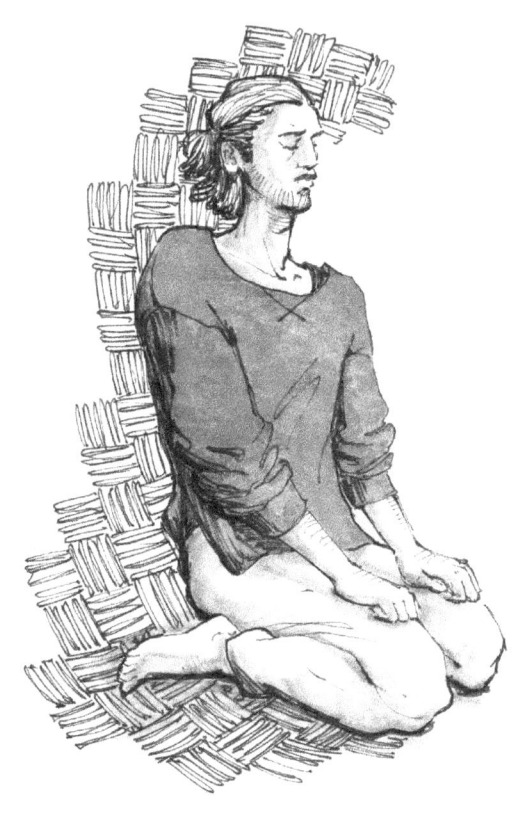

32. *Vajrásana*
(Posizione del Fulmine)

Istruzioni

1. Siediti sulle ginocchia. Piega la gamba destra all'altezza del ginocchio, poi muovi il piede verso l'esterno in modo che sia perpendicolare alla coscia. Sostenendo il peso su entrambe le mani, gira il piede sinistro verso l'esterno allo stesso modo.
2. Ora abbassa lentamente i glutei sul pavimento. Alza le mani dal pavimento e appoggiale sulle ginocchia.
3. Mantieni questa posizione per trenta secondi, respira normalmente. Ripeti quattro volte. All'inizio pratica questa posizione con molta attenzione.

- Utile per alleviare i problemi di sciatica.
- Utile per chi ha problemi lievi alle articolazioni di ginocchia e caviglie, o nella prevenzione di problemi alle ginocchia. (Non praticare questa posizione se sono presenti lesioni gravi alle ginocchia).
- Aiuta a migliorare la concentrazione.

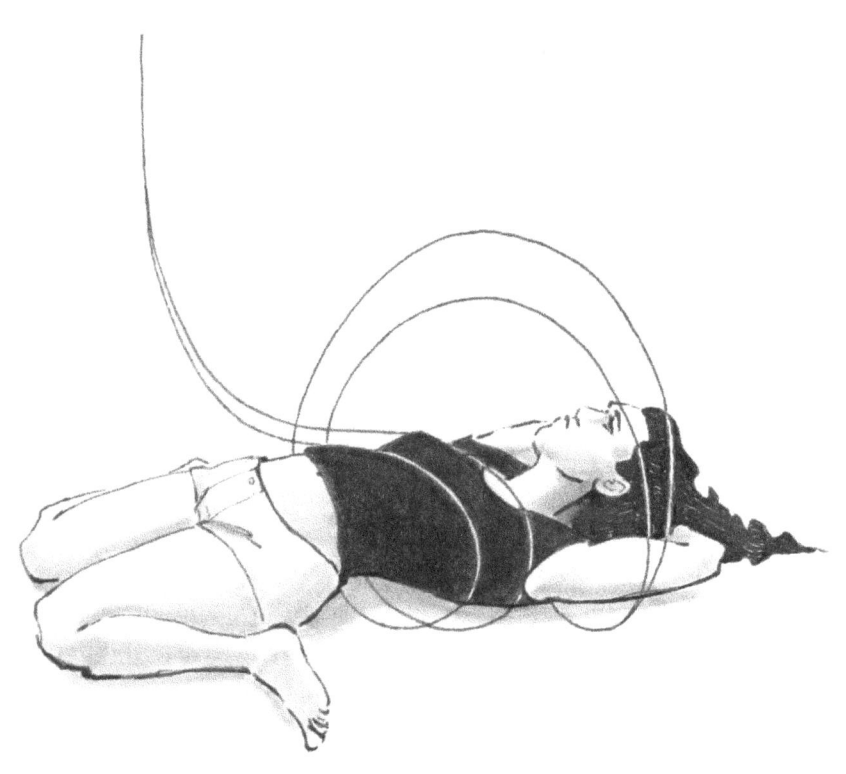

33. Utkata Vajrásana
(Posizione difficile del Fulmine)

Istruzioni

1. Siediti sulle ginocchia. Piega la gamba destra all'altezza del ginocchio, poi gira il piede verso l'esterno in modo che sia perpendicolare alla coscia. Sostenendo il peso con entrambe le mani, gira il piede sinistro verso l'esterno allo stesso modo. All'inizio esercitati malto lentamente e con attenzione.
2. Poi, sdraiati lentamente, fino a quando la schiena tocca il pavimento. Posiziona le mani dietro la testa.
3. Mantieni questa posizione per trenta secondi, respira normalmente. Ripeti tre volte.

- Utile per rinforzare ginocchia, addome e colonna vertebrale.
- Porta benefici alle persone con problemi alle articolazioni delle ginocchia, o nel prevenire problemi alle ginocchia. (Da non praticare in caso di lesioni gravi alle ginocchia).

34. Shalabhásana
(Posizione della Locusta)

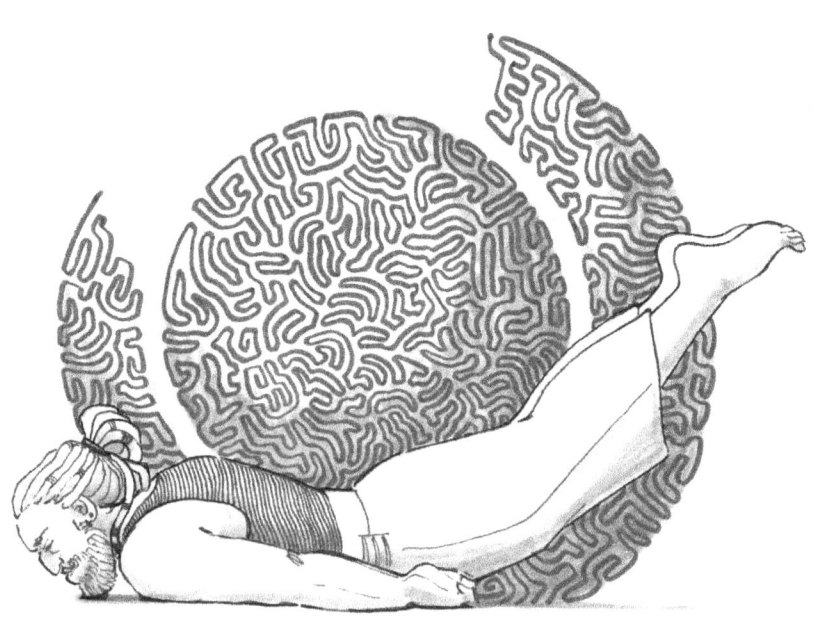

Istruzioni

1. Sdraiati sul petto con le mani tese nella direzione dei piedi, con i palmi rivolti verso l'alto. Stringendo i pugni, alza le gambe e la vita. Mantieni questa posizione per trenta secondi, respira normalmente. Ripeti quattro volte.

- Aiuta a rinforzare la parte superiore del corpo.
- Utile per alleviare i dolori lievi nella zona della vita.
- Consigliato a chi soffre di debolezza fisica e fatica.
- Utile nel trattamento di problemi mestruali (crampi, eccessivo sanguinamento, etc.).

- *Questa posizione non dovrebbe essere praticata da chi soffre di pressione alta, o di qualsiasi problema cardiaco.*

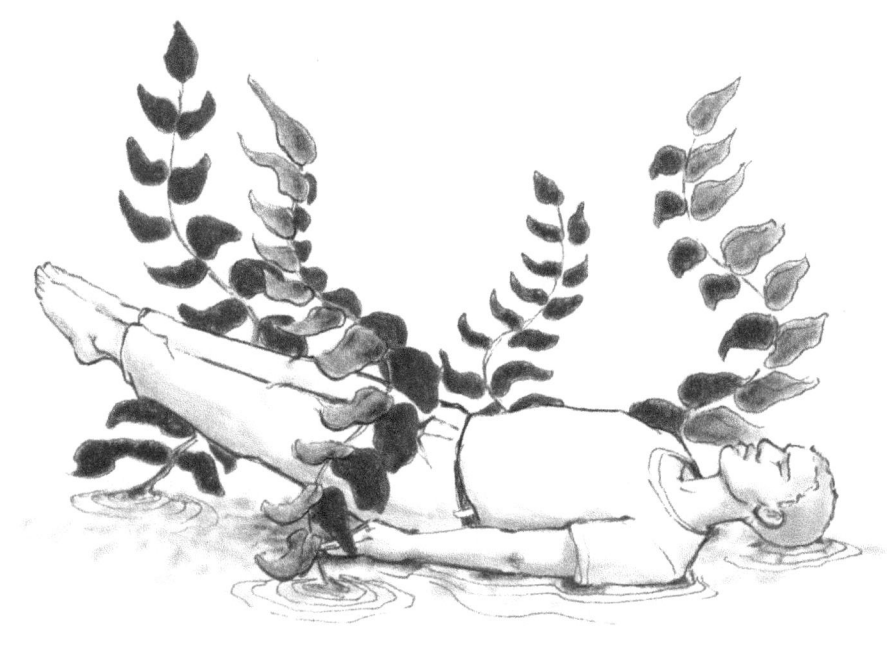

35. Uṣṭrāsana (Posizione del Cammello)

Istruzioni

1. Sdraiati sulla schiena, con le mani lungo i fianchi.
2. Solleva le gambe fino a quando sono a trenta gradi dal pavimento, senza piegare le ginocchia.
3. Mantieni questa posizione per trenta secondi, respira normalmente. Ripeti quattro volte.

- Aiuta a rinforzare la vita e la zona addominale.
- Aiuta ad alleviare la sciatica.

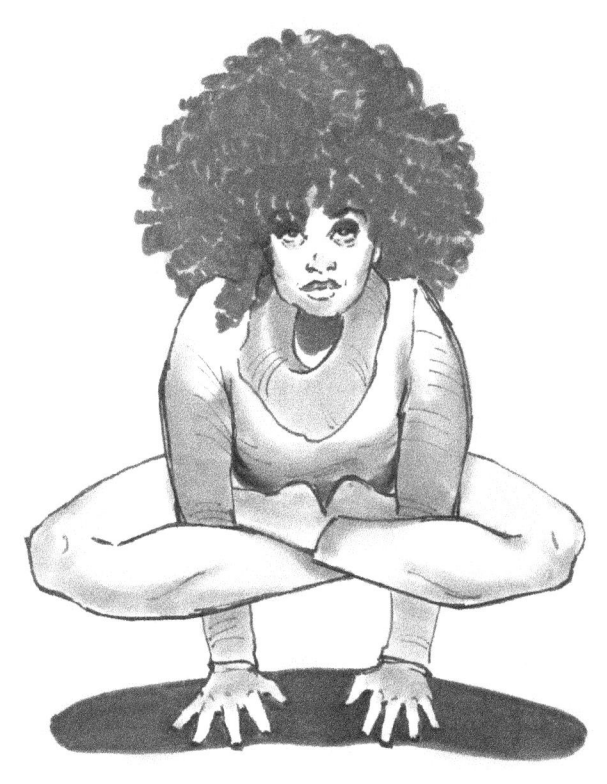

36. *Kukkutásana* (Posizione del Gallo)

Istruzioni

1. Posiziona il piede destro sulla coscia sinistra, poi metti il piede sinistro sulla coscia destra, come nella posizione *padmásana* (posizione del loto).
2. Inserisci le braccia nello spazio tra i polpacci e i piedi, quindi solleva il corpo, sostenendo il peso con le mani. Tieni gli occhi rivolti in avanti.
3. Mantieni questa posizione per trenta secondi, respira normalmente. Ripeti quattro volte.

- Aiuta a rinforzare braccia e polsi.
- Rinforza il sistema digestivo.

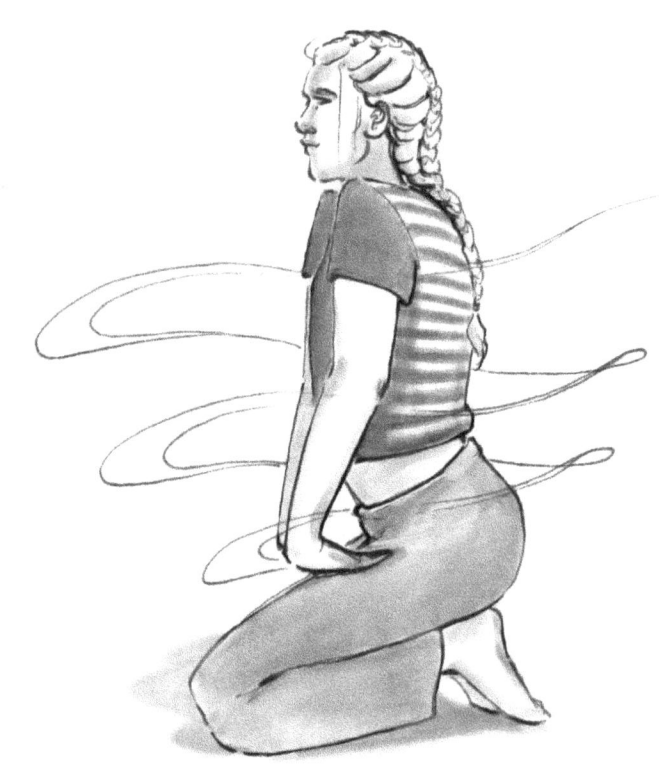

37. *Viirásana* (Posizione dell'Eroe)

Istruzioni

1. Siediti sulle ginocchia. Metti i piedi in posizione quasi verticale, con le dita dei piedi rivolte indietro, lontano dal corpo. Abbassa i glutei in modo che si appoggino sui piedi. Il peso poggia sulle dita dei piedi.
2. Posiziona le mani sulle cosce, con le dita rivolte verso l'interno. Cerca di tenere la colonna vertebrale dritta. Concentra lo sguardo sulla punta del naso. Mantieni questa posizione per tutto il tempo che vuoi, respira normalmente.

- Questa posizione è consigliata per sviluppare coraggio e concentrazione.
- Rinforza i nervi degli occhi.
- Allunga i muscoli di dita dei piedi, piedi e caviglie.

38. Kúrmakásana
(Posizione della Tartaruga)

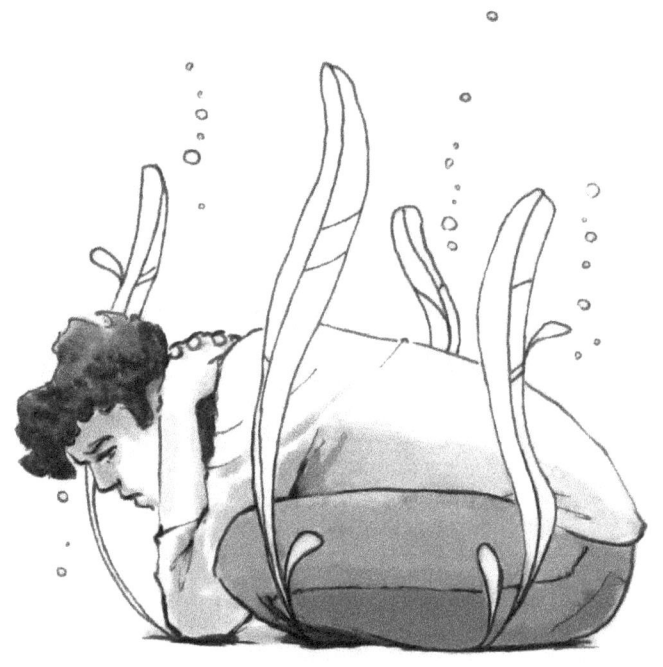

Istruzioni

1. Posiziona il piede destro sulla coscia sinistra, quindi metti il piede sinistro sulla coscia destra, come nella posizione *padmásana* (posizione del loto).
2. Inserisci le braccia nello spazio tra i polpacci e i piedi, in modo che i gomiti tocchino il pavimento. Piega la schiena in avanti e metti le mani dietro il collo, con le dita intrecciate.
3. Distendi leggermente il collo in modo che viso e occhi siano rivolti in avanti.
4. Mantieni questa posizione per trenta secondi, respira normalmente. Ripeti quattro volte.

- Aiuta a mantenere flessibile tutto il corpo.
- Rimuove la tensione da collo e colonna vertebrale.
- Aiuta a sviluppare la pazienza.

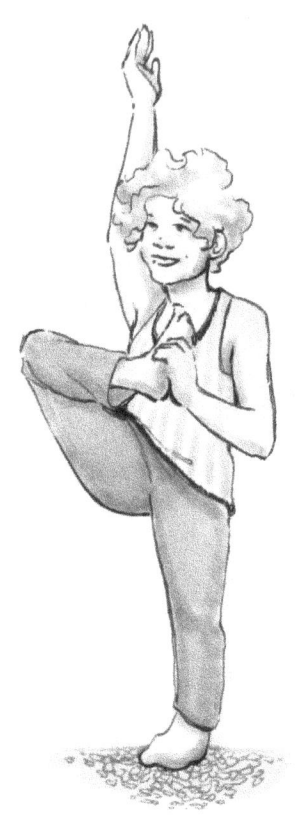

39. *Granthimuktāsana*
(Posizione dello Scioglimento del Nodo)

Istruzioni

1. In posizione eretta, tieni la caviglia sinistra con la mano destra. Allunga gamba e piede in modo che l'allucce sia rivolto verso il naso. Dovresti cercare di toccare con il dito del piede la narice destra.
2. Alza il braccio destro in posizione verticale. Mantieni questa posizione per otto secondi, respira normalmente.
3. Ripeti lo stesso esercizio con l'altra gamba. Ripeti quattro volte per ogni lato, alternandoli.

- Rimuove la rigidità di muscoli, giunture di fianchi, cosce, ginocchia e caviglie.
- Aiuta a sviluppare equilibrio e coordinazione.

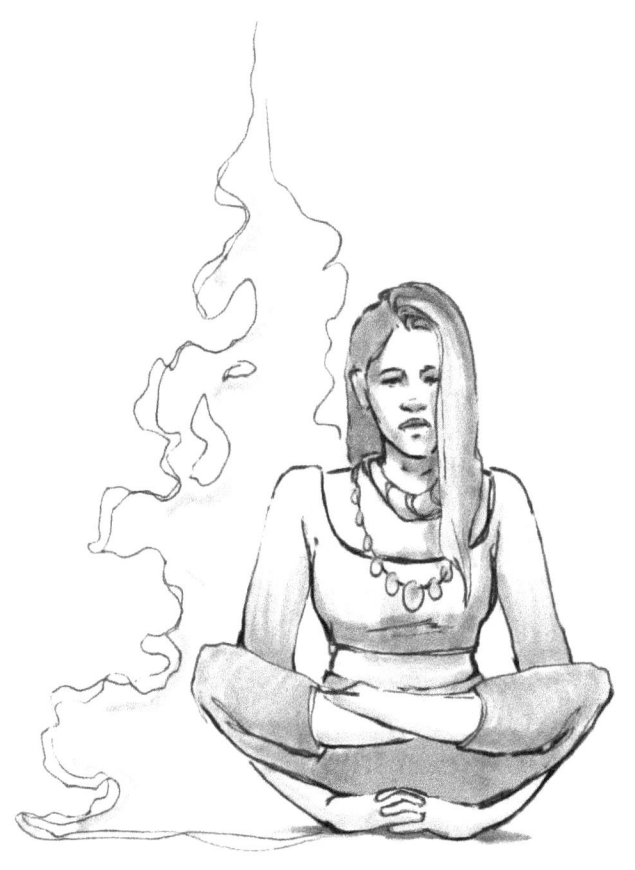

**40. Maṅdukásana
(Posizione della Rana)**

Istruzioni

1. Posiziona il piede destro sulla coscia sinistra, poi il piede sinistro sulla coscia destra, come nella posizione *padmásana* (posizione del loto).
2. Alza le gambe in modo che il peso poggi sui glutei. Avvolgi le braccia attorno alle gambe, dietro alle ginocchia, in modo che le mani si tocchino sotto le cosce. Intreccia le dita con i palmi delle mani rivolti verso il pavimento.
3. Usando mani e polsi, solleva i glutei e tutto il corpo sopra le mani, come se dovessi fare un salto in avanti. Ripeti questo movimento tre volte.
4. Ripeti lo stesso movimento, ma iniziando con le mani dietro i glutei e saltando indietro tre volte.
5. Ripeti questa serie di movimenti (saltando indietro e avanti tre volte per ogni posizione) tre volte.

- Aiuta a rinforzare braccia e polsi.
- Ottimo per sviluppare equilibrio e coordinazione.
- Aiuta a controllare l'appetito.

41. Utkata Kúrmakásana
(Posizione difficile della Tartaruga)

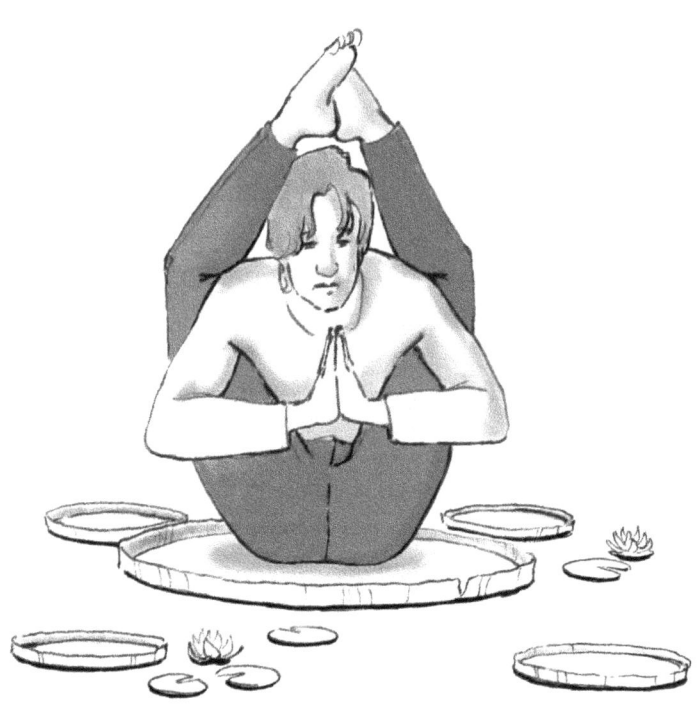

Istruzioni

1. Allunga la gamba destra dietro la spalla destra, mettendo il piede dietro il collo. Quindi, allunga la gamba sinistra dietro la spalla sinistra, in modo che la caviglia sinistra tocchi la caviglia destra.
2. Posiziona entrambi i palmi delle mani davanti al petto.
3. Mantieni questa posizione per trenta secondi, respira normalmente. Ripeti quattro volte.

- Allunga tutte articolazioni e muscoli. Si ritiene che questa posizione contenga i benefici di tutte le altre posizioni yoga.
- Buona per concentrazione e coordinazione.

42. Shavásana
(Posizione del Rilassamento)

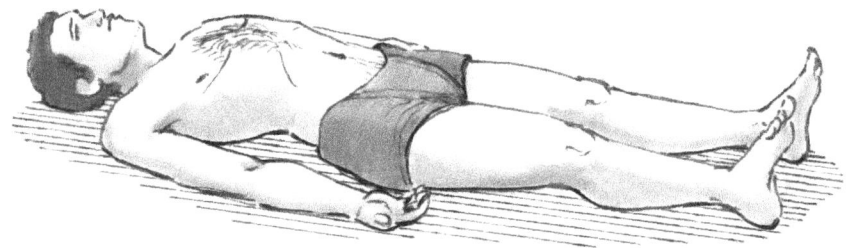

Istruzioni

1. Sdraiati sulla schiena con gli occhi chiusi. Le gambe leggermente divaricate, con i piedi in una posizione rilassata. Le braccia posizionate poco lontane dal corpo, i palmi delle mani rivolti verso l'alto.
2. Rimani in questa posizione dai due ai dieci minuti, respira lentamente e profondamente.

- Questa posizione dovrebbe essere praticata alla fine di ogni seduta di yoga, dopo aver completato le altre posizioni e l'automassaggio. Puo' essere fatta anche tra una posizione e l'altra. Aiuta i muscoli, i nervi e le ghiandole ad assimilare i benefici delle posizioni.
- Aiuta ad entrare in uno stato di profondo rilassamento.
- Aiuta a rilassare i muscoli degli occhi e della faccia.
- Utile per chi soffre di ansia, irrequietezza e pressione alta.
- Questa posizione è particolarmente indicata per le persone che devono svolgere un lavoro intellettuale per lunghi periodi di tempo. In questo caso, si consiglia si esercitarsi da due a dieci minuti.

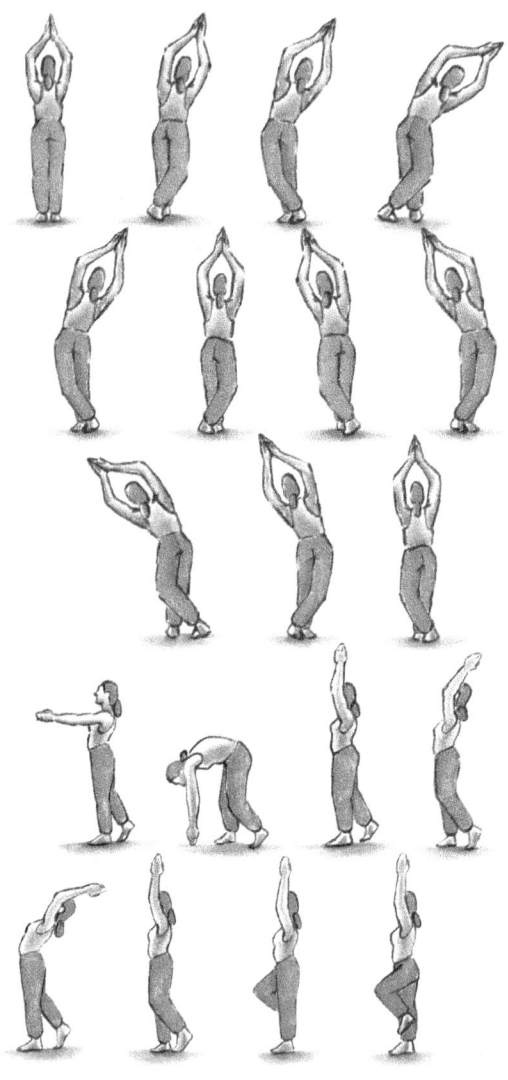

Kaoshikii

Kaoshikii è una danza yogica creata per mantenere la flessibilità di tutto il corpo. I movimenti sono fatti in modo tale da prevenire e alleviare rigidità, dolori articolari e artrite e per energizzare e creare nel corpo una sensazione di leggerezza. Oltre a una buona flessibilità, Kaoshikii ha molti altri benefici: stimola il flusso della linfa attraverso il corpo; equilibra i sistemi nervoso ed endocrino; aiuta la buona digestione e il funzionamento corretto del metabolismo. E' altamente raccomandata per i sistemi riproduttivo e urinario, soprattutto per le donne che soffrono di dolori mestruali e mestruazioni irregolari.

Oltre ai benefici fisici, si dice che Kaoshikii porti diversi benefici psicologici, se praticata regolarmente. Attraverso il suo effetto energizzante ed equilibrante su ghiandole e nervi, aiuta a sviluppare una buona concentrazione e forza mentale e a superare letargia, bassa autostima, paure, insicurezza, etc. Il nome "Kaoshikii" significa "danza per aprire gli strati della mente".

Quando si esegue Kaoshikii, è presente una sincronizzazione di braccia e gambe: per ogni movimento delle gambe, esiste un movimento parallelo delle braccia. Innanzitutto, le braccia sono tese verso l'alto, i palmi uniti. Dovresti cercare di tenerli dritti e vicino alle orecchie. Per iniziare, piega il ginocchio destro e posiziona il piede destro dietro il tallone sinistro, toccando il pavimento con l'alluce. Contemporaneamente, completa il primo movimento delle braccia come indicato nel diagramma. Continua facendo i movimenti come indicato. Alla fine, batterai leggermente i piedi per terra, uno dopo l'altro, con le braccia che rimangono dritte verso l'alto. Puoi anche ripetere l'intero ciclo dall'inizio senza fare pause tra i cicli, ripetendoli quante volte vuoi. La danza Kaoshikii può essere praticata in qualsiasi momento, anche se sarebbe meglio inserirla in un programma di yoga, prima o dopo aver completato le posizioni yoga o dopo la sessione di rilassamento, come preferisci. Se si vuole, può essere praticata anche in gravidanza, se adattata alle condizioni fisiche della futura mamma.

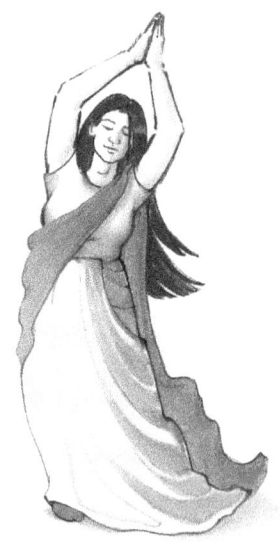

Modello di un Programma Yoga Efficace:

1. Momento del Giorno:
Il momento migliore per praticare le asana yoga sono la mattina prima di colazione o la sera, prima di cena. Non è consigliabile fare le asana a stomaco pieno o entro due ore circa da quando si ha mangiato.

2. Rinfrescati!
Prima di fare Yoga, dovresti essere fresco/a, pulito/a e rilassato/a. Se hai già fatto il bagno o la doccia, è perfetto. Altrimenti, puoi fare "mezzo bagno", una tecnica yogica veloce e facile per rinfrescare il corpo e i sensi.

- Per prima cosa, se necessario, usa il bagno e poi risciacqua l'organo urinario con acqua fredda. Questa pratica lascia il corpo fresco e pulito. In realtà, si tratta di un'abitudine comune in molte parti del mondo.
- Se fa molto caldo, puoi bagnare l'ombelico con un po' d'acqua. Questa è una delle zone più calde del corpo, e raffreddarla aiuta a raffreddare tutto il corpo.
- Versa acqua fredda dalle ginocchia ai piedi e dai gomiti alle mani.
- Inspirando, metti una manciata d'acqua in bocca. Trattieni il respiro mentre hai l'acqua in bocca, spruzza dell'acqua negli occhi aperti per almeno dodici volte. Fatto questo, sputa l'acqua.
- Lava viso e collo.

3. Posizioni Yoga (Asana)
Scegli dalle tre alle sei asana yoga. Inizia con le posizioni più semplici, e poi passa a quelle più difficili. Se non sai da quali posizioni iniziare, puoi provare le tre posizioni base per le donne, o le quattro posizioni base per gli uomini.

4. Automassaggio
Si consiglia vivamente di fare un rapido automassaggio, al termine del programma di asana. Si tratta di un massaggio della pelle, quindi non è necessario praticare pressione o applicare alcun tipo di olio.

Per iniziare, metti le mani sugli occhi chiusi e rilassa i muscoli degli occhi e della faccia. Successivamente, passa le mani su testa, viso, orecchie e collo. Procedi su spalle, braccia e tutto il corpo fino a gambe e piedi, strofinando leggermente ma in modo deciso la pelle, prestando particolare attenzione alle articolazioni. Puoi esercitare un pò di pressione in più sulle piante dei piedi.

5. Rilassamento

Una routine di yoga dovrebbe sempre terminare con qualche minuto di relax. Sdraiati sulla schiena nella posizione del rilassamento, respira profondamente. Rimani in questa posizione dai due ai dieci minuti.

6. Kaoshikii
Puoi incorporare questa danza yogica nel programma di asana. Puoi farla all'inizio o dopo il rilassamento, come preferisci.

7. Una breve pausa

Se possibile, è meglio non mangiare e bere immediatamente dopo aver praticato le asana. Cerca di aspettare almeno un pò, circa quindici minuti. Se riesci ad inserirla nel tuo programma, è anche utile fare una breve passeggiata all'aria aperta.

La Dieta Sattvic

Secondo lo Yoga e l'Ayurveda, esiste uno stretto legame tra il cibo che mangiamo e il nostro stato fisico e psicologico. Il cibo è diviso in tre categorie, in base alla sua influenza sulle ghiandole e le mente. Le categorie sono: *"sattvic"* (senziente); *"rajasic"* (mutativo); e *"tamasic"* (statico). Per ottenere il massimo beneficio da un programma regolare di yoga, soprattutto se si desidera combinarlo anche con la meditazione, si consiglia di praticare la *sattvic*, con piccole quantità di cibi *rajasic*, se si vuole. Sebbene questa possa sembrare una sfida eccessiva, molte persone che praticano yoga e meditazione, riferiscono che con una pratica regolare hanno iniziato in modo naturale a preferire questi cibi, e il cambiamento in questo senso avviene in modo più semplice di come ci si possa aspettare.

I cibi *"Sattvic"* includono quasi tutti i cibi vegetariani, con poche eccezioni. La maggior parte delle verdure, frutta, cereali e legumi, erbe, spezie, così come anche i latticini sono *sattvic*.

I cibi *"Rajasic"* includono caffè, té, cioccolato e altre bevande contenti caffeina. Nei climi molto freddi, questi alimenti sono considerati *sattvic*.

I cibi *"Tamasic"* comprendono prodotti a base di carne (rossa, bianca e pesce), alcol e droghe inebrianti, aglio, cipolla e funghi. Sebbene l'aglio e la cipolla abbiano delle proprietà medicinali, il loro effetto sulla mente, se consumati regolarmente, è considerato negativo. Uno dei vantaggi più evidenti nell'escludere questi cibi dalla dieta è che l'odore del corpo e dell'alito migliorano quasi istantaneamente. Sebbene molti alimenti di questa categoria siano molto comuni e può sembrare difficile evitarli, il modo migliore è provare e vedere come ci si sente nel tempo.

Altre pubblicazioni sull'Argomento:

Yama Niyama: Yogic Ethics for a Balanced Mind
A Tapasiddha
ISBN: 978-0473487546

Un'analisi approfondita sul concetto di etica all'interno della visione del mondo dello yoga e come parte della meditazione spirituale, questo libro tratta i principi dello Yama Niyama dal punto di vista della psicologia e della filosofia, con un linguaggio moderno adatto allo studente occidentale. Yama Niyama sono considerati la base sulla quale empatia, fiducia, autoriflessione e una coerente personalità possono crescere, facilitando così le pratiche della meditazione e dell'introspezione. Si diventa consapevoli della fonte subconscia dei propri schemi emotivi e degli effetti che questi hanno sulla propria autostima e sulle interazioni scoiali. Oltre a comprendere l'etica yogica, il lettore acquisirà approfondimenti su molti altri aspetti della filosofia e della psicologia del Tantra Yoga.

Riconoscendo la relatività delle nostre esperienze di tutti i giorni ma basato su alcune verità archetipe essenziali, Yama Niyama serve a creare una personalità integrata a livello individuale e le basi per una società sana collettivamente. Yama Niyama lavora per sfidare i propri limiti e preconcetti individuali, producendo un continuo processo di espansione mentale e approfondendo la consapevolezza di cosa vuol dire essere esseri umani.

www.ingramcontent.com/pod-product-compliance
Lightning Source LLC
Chambersburg PA
CBHW080400030426
42334CB00024B/2947